Chetogenica

Ricettario con ricette per bruciare i grassi e perdita di peso permanente

Arnold yates

Legal Disclaimer &

Le informazioni contenute in questo libro e il suo contenuto non sono progettate per sostituire o prendere il posto di qualsiasi forma di consulenza medica o professionale; e non è intesa a sostituire la necessità indipendente medico, finanziario, legale o di altra consulenza professionale o di servizi, come può essere richiesto. I contenuti e le informazioni contenute in questo libro è stato fornito per didattica e scopi di intrattenimento.

I contenuti e le informazioni contenute in questo libro sono state compilate da fonti ritenute affidabili, ed è preciso al meglio della conoscenza dell'autore, informazioni e convinzione. Tuttavia, l'autore non garantisce l'accuratezza e la validità e non può essere ritenuta responsabile per eventuali errori e/o omissioni. Inoltre, periodicamente vengono apportate modifiche a questo libro come e quando necessario. Ove appropriato e/o necessarie, è necessario consultare un professionista (inclusi ma non limitati per il medico, avvocato, consulente finanziario o tale altro consulente professionale) prima di

Sommario

Introduzione

Corpo dell'uomo è il suo tempio. Si tratta di un boccone comune di saggezza che è stata tramandata per generazioni e si ha in genere stato chi siamo mantenersi fisicamente bene. Mantenere una dieta sana e stile di vita non è facile per la maggior parte di noi, ma è fondamentale se vogliamo vivere una vita lunga, produttiva e felice.

Queste vite potrebbero essere prive di molte delle comuni malattie e malattie che affliggono il corpo quando la corretta dieta e nutrizione vengono ignorate. Spetta a ciascuno di noi sia la nostra Avvocata in questa battaglia e sapere ciò che mettiamo nel nostro corpo ha un effetto diretto sul nostro sé fisico, l'umore, temperamento, vita lavorativa e vita sì, anche l'amore. Ci sono alcuni alimenti che si dovrebbe consumare per migliorare il vostro corpo in generale. Si desidera mantenere un livello di zucchero nel sangue.

Le idee principali dietro questo libro sono circa la discussione prendendo il controllo delle nostre diete. Ci sono benefici per tutti se abbiamo semplicemente guardare e ascoltare. Si tratta di come gestire le nostre voglie e come efficacemente tenerci sani. Il libro parla di modi nuovi e innovativi, in realtà possiamo migliorare la nostra salute dall'interno. I vantaggi per fare queste sono immensi di seguito i consigli dati e abbracciando la dieta nutriente denso nutria.

Il libro discute questi tipi di problemi e come essere efficaci come mantenere noi stessi sulla pista e sapendo quello che stiamo consumando. Essere in grado di discernere tra opzioni sana e farà una differenza enorme. Provare piatti veloci e gustosi che non verranno farà pensare che stai mangiando sano. Nel complesso il libro è un'apertura di occhio guardare come cibo interagisce con i nostri corpi e come possiamo aiutarvi a migliorare quel rapporto per essere reciprocamente vantaggiosa tra le scelte di cibo abbiamo marca e il modo la nostra funzione di corpi.

Capitolo 1 – sono grato!

Nostra società trova nuovi modi per migliorare il nostro stile di vita. La presenza di pubblici palestre, attrezzature da palestra in vendita, allenamento libero applicazioni sul telefono cellulare o tablet e molto di più, sono la prova che stiamo progettando il nostro futuro per un migliore stile di vita che sarà soddisfare o dare i risultati che avrete bisogno. L'esercizio fisico è uno dei componenti chiave per raggiungere l'obiettivo ha detto, ma, è anche necessario avere una dieta sarebbe adatto alle vostre esigenze di allenamento. I ricercatori hanno dimostrato che mangiare il cibo giusto alla giusta quantità combinata con un non così intenso esercizio fisico è un modo migliore per perdere peso rispetto a mangiare quello che vuoi e lo svolgimento di un allenamento intenso in seguito. Se si desidera perdere peso, primo piano vostra dieta prima di fare qualsiasi altra cosa. Molti piani di dieta sono facilmente accessibili tramite la libreria o su internet, basta assicurarsi che la risorsa è affidabile. Alcuni di questi sono la dieta Atkins, dieta vegetariana, dieta vegana, Raw Food Diet, dieta mediterranea e dieta chetogenica.

Dieta chetogenica è una delle diete più popolari al giorno d'oggi. Prima di iniziare andando alla stessa dieta, cerchiamo di definire alcuni termini che ci aiuterebbe ad avere una migliore comprensione di ciò che è la dieta chetogenica. In primo luogo, Chetoso è una forma di zucchero, come fruttosio, contenente nel relativo gruppo di acylic forma un chetone per molecola. Chetone è qualsiasi classe di composti organici caratterizzati da un gruppo carbonilico attaccato a due atomi di carbonio. Questo può essere osservato stiamo guardando la struttura chimica di ketoses. Corpi chetonici, acetoacetato e hydroxybutyrate erano considerati come nocivi metaboliche di - nell'urina dei pazienti con chetoacidosi diabetica. Ma ci volle tempo perché i ricercatori a scoprire che produrre chetoni corpi sono normalmente producono dal nostro fegato poi esportato per servire come fonte alternativa di carburante o di energia per la maggior parte dei tessuti extra epatici. Per riassumere il tutto, Chetoso è uno zucchero che contiene una fonte alternativa di energia conosciuto come il chetone. Chetosi sono un processo metabolico nel nostro corpo che ha una frequenza estremamente elevata di grasso-combustione. Attraverso corpi chetonici, nostri funzioni cerebrali, dopo essere stato convertito da grassi dal fegato. Questo è principalmente controllato dal livello di insulina della persona facendo questa dieta, perché esso è il responsabile per il substrato necessario per subire la chetosi.

La dieta Ketogenic in primo luogo è stata progettata per contribuire a trattare le persone con epilessia, ma ora è stata sostituita da farmaci anti-epilettici per sopportare un intervento chirurgico inutile cervello. Ora questo trattamento è stato utilizzato per perdere peso. Questa dieta richiede meno carboidrati, moderato di proteine e più grasso abitudine dietetica. L'assunzione di carboidrati dovrebbe solo variare da 20 a 60 grammi al giorno. Il fabbisogno proteico giornaliero dovrebbe essere raggiunto, questo sarebbe dipendono dalla tua altezza, peso, sesso, età e il tipo di routine di allenamento che avete. E il fuoco di questa dieta è le calorie che saranno riempite di grasso. Questo rappresenterà per sono di circa 20-25% delle calorie da proteine, 5-10% da carboidrati, 70 -7 5% da grasso. Se vi state chiedendo perché il grasso è quello che ha rappresentato per la maggior parte f le calorie, questo è perché grasso fa poco o nessun effetto sul livello di insulina o di zucchero nel sangue. Mentre se proteine sono presi più di ciò che è necessario, questo si tradurrà sicuramente ai livelli elevati dell'insulina. L'insulina controlla il rilascio e la combustione degli acidi grassi, livelli elevati di insulina metterà una sosta su questa produzione, così, non ci sarà nessun substrati disponibili che sono necessari in chetosi. Se siete preoccupati per l'energia che avete intenzione di bisogno per lavorare, preoccuparsi non di più. Tra carboidrati, proteine e grassi, chiamati anche come lipidi, carboidrati è la nostra fonte usuale di energia mentre la proteina viene memorizzata nei muscoli, mentre i lipidi sono memorizzati solo. Utilizzando questa dieta, a causa di insufficiente quantità di carboidrati, il vostro corpo avrà bisogno di un combustibile alternativo per le vostre cellule di funzionare perfettamente; Questo è dove il ruolo dei lipidi o grassi diventa molto importante. Combustione dei grassi dà dieci volte più energia rispetto a carboidrati.

Impegnarsi a questo tipo di dieta più vostra routine di allenamento ti lascia con due opzioni per seguire, TKD, noto anche come dieta di Keto mirati, o CKD, ciclico Keto dieta. Ci sono differenze in questo piano dietetico. La dieta di Keto mirati è una scelta migliore se la vostra routine di allenamento coinvolge più sforzo e intensi movimenti perché questo potrebbe aver bisogno di alcuni carboidrati di eseguirla bene. Questa dieta richiede di mangiare carboidrati subito prima e subito dopo l'allenamento. D'altra parte, ciclici Keto dieta o CKD richiede di avere l'apporto minimo di 20 a 60 grammi al giorno durante i giorni feriali per la vostra routine di allenamento, che avrebbe sicuramente vuotare il rifornimento di glicogeno dei muscoli, quindi recuperare il ritardo o mangiare un sacco di carboidrati nei fine settimana. Questo viene fatto per ringiovanire il glicogeno muscolare in ordine per eseguire bene in allenamento per la settimana seguente. Quando si esegue questa operazione, si solito tagliare i grassi dalla vostra dieta e prendere solo in carboidrati e proteine.

Questa dieta è molto efficace quando si vuole perdere i grassi sulla tua pancia, cosce e braccia, o in qualsiasi parte del vostro corpo. Questa dieta condiziona il tuo corpo abbassare i livelli di insulina ormone grasso-immagazzinare, depositi di grasso quindi saranno esauriti per essere utilizzati per l'energia immagazzinata in loro con conseguente al restringimento del depositato grassi nel vostro corpo. Questo aiuterà anche a mantenere in linea con la dieta perché si desidera consumare minore quantità di calorie e perdere peso senza anche appetito.

Ci sono tecnologie innovativi che sono disponibili per voi tenere traccia del tuo livello di chetone. Questo è composto da un ago che avrebbe preso un campione di sangue e questo dispositivo mostrerà immediatamente il vostro livello di chetone di sangue in pochi secondi. Questa dieta è molto efficace se i locali corretto sono state soddisfatte. Ma ricordate che è necessario consultare un medico o cliniche che offrono piani che coinvolgono la dieta chetogenica, prima di mettere se stessi in tutti questi. Inoltre, si sta facendo questo per la propria salute.

Definizione della dieta chetogenica

Dieta chetogenica è fondamentalmente una dieta a basso contenuto di carboidrati dove chetoni nel fegato sono prodotte dal corpo per essere una fonte di energia di sostituto. Questa dieta è anche conosciuto come dieta Keto, alto di grassi e basso contenuto di carboidrati (LCHF), dieta povera di carboidrati ecc. Poiché il nostro corpo è molto abituato ai carboidrati, che normalmente consumiamo una dieta ricca di carboidrati che produce glucosio e insulina.

- Glucosio è la fonte principale di energia del corpo essendo la molecola più semplice per essere convertito in energia

- Insulina è la sostanza chimica prodotta nella circolazione sanguigna per elaborare il glucosio.

I grassi sono solitamente memorizza nel nostro sistema, dal momento che la nostra fonte di energia primaria è il glucosio, soprattutto su una dieta di carboidrati. Riducendo l'assunzione di carboidrati, introduzione di chetosi nel corpo per produrre chetoni.

- Chetosi avviene quando c'è un basso livello di consumo di cibo nel nostro sistema. Con l'aiuto di questo processo il corpo può sopravvivere anche se l'ingestione di cibo è diminuita.

• Chetoni sono il prodotto di rottura verso il basso accumulo di grasso nel fegato durante il processo di chetosi.

Questo metodo affama carboidrati e non calorie. Poiché il corpo è molto adattabile, quando si toglie carboidrati relativa volontà cercare un'altra fonte di energia che sono prontamente disponibili per il consumo e dal grasso è solo nella memoria che inizierà a bruciare e produrre chetoni.

Quando si sono facendo diverse attività ci saranno diversi livelli di energia necessari, quindi è necessario sapere quale funziona meglio per voi. Le sostanze nutrienti dovrebbero essere utilizzati correttamente così che è possibile massimizzare l'effetto pure. Alcune persone trovano difficile da mantenere per i seguenti motivi

Proteina di troppo o troppo poco:

Chetosi busserà siete fuori o deplezione di massa muscolare.

Troppi o troppo poco grassi:

Se avete elevato accumulo di grasso, poi la tendenza è che si otterrà più grasso in deposito o se avete troppo poco non avrete abbastanza energia per sostenere la vostra attività.

Troppi carboidrati:

Poiché l'obiettivo è di passare da glucosio ai chetoni, un' più alta assunzione di carboidrati renderà il vostro corpo torna alla dieta regolare di carboidrati e rimettere i grassi in deposito.

Poiché gli individui hanno differenze la chiave è la sperimentazione che su cui è il metodo ideale di perdita di peso per voi. Avrete la libertà di sapere quale funziona meglio. Alcuni fanno un carb-carico settimanale e alcuni trovano un lavoro di regime di CDK 15 giorno per loro.

SUGGERIMENTO: Durante un allenamento INTENSO, carboidrati e chetosi possono coesistere. A seconda della progressione fisico e prestazioni nella vostra attività, si non dovrebbe consumare più che l'attuale assunzione di carb.

Capitolo 2 – le cose positive di una dieta a basso contenuto di carboidrati

Come qualsiasi altra dieta, limitando la quantità di assunzione di calorie si applica questo metodo. Il deficit calorico si innescherà il corpo nel bruciare più energia immagazzinata rispetto l'assunzione stessa. Ci sono molti vantaggi che questo metodo di dieta può offrire il tifo dalla sua capacità di gestire la fame efficacemente di qualsiasi altre diete.

Con questo tipo di metodo sarete in grado di consumare il potere saziante e riempimento cibo. Quando fatto correttamente la maggior parte delle calorie sarebbe da proteine e grassi sono abbondante e deliziosa. Rimozione di zuccheri e carboidrati dalla dieta, la quantità di calorie che si consumano normalmente lascerà più stanza per riempire in su al giorno. Dal momento che un sacco di gente trova questo metodo facile e dieta stanno avendo un duro tempo abbastanza cibo al giorno!

Perdere quei chili in più non è così facile come sembra, ma con una dieta appropriata e lavoro fuori che è sicuramente raggiungibile. Le informazioni fornite sopra sono solo le conoscenze di base circa la dieta keto. Con questo si può capire quale metodo più adatto alle vostre esigenze e stile di vita.

L'obiettivo primario della dieta Ketogenic è diventare più sano. Con questa dieta, chetoni sono prodotte e sostituire la presenza di carboidrati nel corpo. Attraverso metabolismo processo chiamato chetosi, chetoni vengono bruciati per l'energia, quando non ci sono nessun carboidrati per bruciare. Utilizzando chetoni come carburante per eccitare il cervello migliora la capacità del cuore e organi vitali, quali i reni a funzionare meglio.

I benefici della dieta Ketogenic possono essere visto entro una settimana. Cambiamenti graduali sviluppano dopo tre settimane di dieta regolare. Queste modifiche includono migliore capacità di metabolismo del corpo, l'omeostasi come crescita di gene e sviluppo.

Quando viene utilizzato come trattamenti medici per le malattie principali

- Epilessia - dieta Ketogenic è noto come il trattamento più sicuro e più efficace per le persone con epilessia. Il potere curativo di questa dieta per prevenire pericolose crisi epilettiche è stato utilizzato in passato. La pratica ci siamo fermati durante il tempo quando i farmaci antiepilettici sono stati introdotti al mercato. È diventato popolare ancora quando un genitore ha richiesto questo metodo per essere usato per trattare il figlio di mese-vecchio 20 che è diventato meglio dopo 4 giorni di applicazione regolare. I grippaggi sono stati arrestati e il ragazzo non ha mai avuto un'altra grave crisi nella sua vita. Sua incredibile guarigione da epilessia è stata celebrata da sua famiglia attraverso la formazione di Charlie Foundation. Quindi è sicuro di dire che il piano di dieta Ketogenic indotta per curare l'epilessia protegge e modifica l'attività della malattia.

- Malattia di Alzheimer – quando i corpi chetonici sono prodotti abbondantemente nel corpo, essi assistono la capacità della memoria di funzionare. Dieta chetogenica aumenta i grassi essenziali necessari per combattere gli effetti di questo disturbo mentale. Rafforza la capacità del cervello di riportare immagini e pensieri di memoria.

- Diabete – restrizione dell'assunzione Carb su questa dieta aiuta i pazienti di diabete 2 controllare loro i livelli dell'insulina e della glicemia. Eliminando alti-carb alimenti che sono anche malsani contrasta l'insulino-resistenza e inverte gli effetti della sindrome metabolica.
- La malattia del Parkinson – dieta Ketogenic allevia alcuni sintomi di questa malattia da riparare danni respiratori mitocondriali che accadono quando c'è sovrabbondanza di specie reattive dell'ossigeno (ROS) e dei radicali liberi. Quando c'è eccesso di stimolazione dei neuro-trasmettitori chimici, che danneggia le cellule nervose della substantia nigra (la struttura del cervello che controlla i movimenti). Il danno interessa le funzioni del sistema nervoso centrale.
- Dieta Ketogenic cancro Elimina i carboidrati che diventano glucosio. Le cellule tumorali fondamentalmente bisogno di glucosio per prosperare nel corpo. Quando queste cellule minacciose sono affamate, si riduce la proliferazione attiva di cancro.

Per le malattie correlate a Lifestyle

- Stress-la parte del cervello che è vulnerabile allo stress è l'ippocampo. Di fronte a eventi difficili e stressanti, questa regione perde sua cellule cerebrali sane che riguardano le emozioni, la memoria e la capacità del cervello di apprendimento. Dieta chetogenica induce la produzione dei mitocondri che eccita il cervello per combattere lo stress.
- L'obesità – una versione modificata e migliorata della dieta Ketogenic è usata per aiutare a sbarazzarsi di aumento di peso indesiderato. Esso controlla l'appetito e cordoli fissazione di cibo che aiuta a rapida perdita di grassi in eccesso nel corpo. Esso si rivolge anche la ragione di fondo di aumento di peso che è uno squilibrio ormonale. Quando c'è uno squilibrio, la tendenza del corpo è di sentirsi costantemente fame estrema e mangiare troppo. Questo porta aumento di peso e basso consumo energetico.
- Dolori muscolari ed articolari - dieta Ketogenic Elimina grani che sono colpevoli di croniche muscolari e problemi alle articolazioni. Previene la rigidità dei muscoli e l'infiammazione che può causare artrite dolorosa o reumatoide.
- Malattie cardiache – dieta Ketogenic riduce la produzione di colesterolo che

deriva dal glucosio in eccesso. Quando il colesterolo è controllata, l'infiammazione viene eliminata e c'è meno danni alle arterie. Aumenta il colesterolo HDL che aiuta a mantenere sano il cuore. Riduce C reattiva della proteina (CRP) come pure proteine di HbA1c che sono fattori contribuenti a disturbi cardiaci. Neutralizza anche livello di trigliceridi che elimina il rischio di attacchi di cuore.

- Salute orale – dieta Ketogenic mantiene sani denti e gengive. Previene la formazione di cavità, malattie delle gengive e dei denti decade.

Più benefici sani:

- Previene la ritenzione idrica di aiutare i reni eliminare indesiderato sodio dall'organismo. Dieta chetogenica utilizza alimenti che hanno effetti diuretici che promuovono la facile eliminazione dei rifiuti del corpo attraverso la minzione.

- Aiuta nella digestione adeguata degli alimenti che riduce dolori allo stomaco, formazione di gas e gonfiore.

- Migliora il sonno modelli ed Elimina il problema di apnea del sonno. Maggior parte degli americani ad affrontare problemi di sonno croniche. Non riescono a dormire bene di notte e sempre sonnolenza durante il giorno. Dieta chetogenica è un metodo efficace di promuovere buona notte resto che risulta migliore benessere fisico e mentale. Elimina la sensazione di affaticamento e migliora notevolmente la qualità della vita.

- Stabilizza umore condizione attivando la produzione di serotonina e dopamina nel cervello. I vantaggi di aumentare questi neurotrasmettitori calmanti riducono il livello di ansia che può portare un sacco di malattie neurodegenerative.

- Fornisce in modo più chiaro e meglio pensare. Troppo glucosio rende il cervello nebbioso e colpisce le funzioni cognitive. Dieta chetogenica migliora la capacità del cervello di funzionare perché aumenta il flusso di sangue al cervello del 39%. Questo alimenta il cervello per lavoro non-stop al suo livello ottimale.

- Porta livello ad alta energia. Quando chetoni sono utilizzati come combustibile, portano energia costante e stabile, in grado di sostenere la necessità del corpo e della mente a che fare con diverse attività. Elimina la debolezza e stanchezza, fornendo un'energia illimitata.

- Previene l'invecchiamento precoce. Dieta chetogenica ringiovanisce le cellule da vampate di proteine che contribuisce ai primi segni di invecchiamento. Attraverso il processo di chetosi, cellule danneggiate e vecchi vengono sostituite con quelli freschi. Protegge il corpo contro virus, batteri e infezioni microbiche.

- Pelle più chiara e meglio – si sbarazza di infiammazione della pelle e riduce la formazione di acne entro tre mesi di dieta Ketogenic regolare. Svuota le tossine dal sistema corpo che innesca sblocchi dell'acne e altri problemi della pelle.

Ricorda che come qualsiasi altri piani di dieta Ketogenic ha effetti negativi o negativi troppo. Assicurarsi di consultare il medico prima prima attuazione di questa strategia di dieta. Questo tipo di dieta è piuttosto rigoroso e richiede molta forza di volontà per evitare carichi di zuccheroso, alta-calorico cibi o bevande. Ha bisogno di un sacco di disciplina di attenersi a questa dieta soprattutto durante i primi giorni o settimane a causa di spostamento metabolico. Ma ricordatevi di rispettare le regole per evitare errori comuni fare la dieta. Lasciate che la transizione si verifica naturalmente e senza intoppi. La ricompensa alla fine è benefica per il vostro benessere.

Capitolo 3 – diabete inversa con queste ricette

È giunto il momento per voi per preparare e cucinare i propri pasti. Ricordate che non c'è modo per farvi perdere peso che saper preparare sano e nutriente migliore ' cibo.

Cipolla e formaggio Quiche

Ingredienti:

5-6 tazze di formaggio tagliuzzato coly jack o si può utilizzare muenster (dividerlo a metà)
2 cucchiai di burro (aggiungerne altri per ungere le pentole)
1 grandi tritate cipolla (bianco)
12 pezzi di grandi dimensioni di uova, (senza fascia o organica)
2 tazze di panna
1 cucchiaino di sale
1 cucchiaino di pepe nero (massa)
2 cucchiaino di timo (essiccato)

Indicazioni stradali:

1. Preriscaldate il forno a 350 gradi.
2. utilizzando una padella, fate sciogliere il burro nel corso medio e basso calore poi aggiungere le verdure e fate soffriggere fino a quando la cipolla diventa morbida e traslucida. Togliere dal fuoco e poi accantonato.
3. spalmare del burro in una padella 10-inch quiche o è anche possibile utilizzare padelle torta profonda. Posto 2 tazze di formaggio tagliuzzato in fondo

l'imburrata padella quindi aggiungere uniformemente una mezza tazza di verdure saltate su ogni vaschetta.

4. utilizzando un grande dimensioni ciotola di mescolanza, crepa 12 uova. Aggiungere la panna e le spezie poi sbatti tutti insieme fino a quando ben miscelati e spumoso. Versare metà del composto su ciascuna della padella con le verdure e formaggio. Utilizzare una forchetta delicatamente per distribuire uniformemente le verdure e formaggi alla miscela crema-uovo.

5. Posizionare le vaschette di quiche nel forno. Assicurarsi che si lasciare metà un pollice di spazio tra ognuna delle quiche poi cuocere circa 20-25 minuti o finché la quiche imposta e diventa gonfio e dorato nel centro. Un altro modo per verificare se la quiche è già cotto è usando un coltello e inserendola nel mezzo. Se esce pulito, allora vuol dire che la quiche è già cotto.

6. tagliare la quiche per 6 porzioni uguali. Servire caldo e godere!

7. puoi tenere il resto della quiche all'interno del frigorifero e averli riscaldati al microonde il giorno successivo. Quando li si inserisce in un congelatore, durerà per due settimane e all'interno del frigorifero, questo durerà per una settimana.

Choco proteina Chia budino

3 cucchiai di semi di chia
1 tazza di latte di mandorla (non zuccherato; è inoltre possibile utilizzare latte di soia o latte di soia)
1 misurino di proteine aromatizzato al cioccolato in polvere (è possibile anche utilizzare la polvere di cacao)
¼ di tazza di lamponi (scegliere da freschi o congelati)
1 cucchiaino di miele (facoltativo; se hai usato le proteine in polvere, è possibile rimuovere questo ingrediente)

Indicazioni stradali:

1. mescolare il latte di mandorla e cioccolato proteine in polvere tutti insieme. Utilizzare una forchetta per mescolare bene.
2. aggiungere semi di chia nel mix e combinarli bene con una forchetta.
3. lasciate riposare per circa 5 minuti. Una volta fatto, mescolare ancora per altri 5 minuti e lasciate riposare nel frigorifero per circa 30 minuti.
4. servire e aggiungere i lamponi sulla parte superiore, buon divertimento!
5. si può trasferire e mantenere la miscela rimanente in cima il budino.

Pancetta e uova al forno

2 cucchiai di burro
4 uova di grandi dimensioni
1 tazza di formaggio cheddar (grattugiato)
1 tazza di panna (riscaldata fino al caldo)
8 fette di pancetta (cotto e sbriciolato)
Pepe e sale per la degustazione

Indicazioni stradali:

1. Preriscaldate il forno a 350 gradi. Diffondere un po' di burro per 4 stampini in ceramica piccoli o piccoli bicchieri.
2. rompere l'uovo su ciascuno del ramekin.
3. coprire le uova con ¼ di tazza del ¼ di tazza di formaggio e crema riscaldata. Condire con sale e pepe.
4. Mettete gli stampini in una padella e riempirlo d'acqua, quanto basta per diventare la metà sui lati di stampini. Cuocere per circa 15 minuti o fino a quando il formaggio si scioglie completamente e i bianchi delle uova sono fatto.
5. crollare alcune fette di pancetta sopra ogni uovo. Servire caldo e godere!

Frullato di proteine di mandorla bianca di Choco

Ingredienti:

16 once di latte di mandorla (non zuccherato)
4 once di crema pesante
2 misurini di polvere di siero di latte di vaniglia (marca dipende dalla vostra preferenza)
1 cucchiaio di sciroppo di cioccolato bianco (scegliere la variante libera di zucchero)
½ tazza di ghiaccio tritato

Indicazioni stradali:

1. mettere tutti gli ingredienti: in un frullatore. Impulsi fino a quando non diventa liscia.
2. trasferimento per 2 bicchieri. Bere con un amico e godere!

Calicò uova strapazzate

Ingredienti:

8 uova
¼ di tazza di cipolla tritata
½ tazza tritate pepe verde
½ tazza di pomodoro fresco tritato
1 cucchiaio di burro
¼ di cucchiaino di aneto
¼ di cucchiaino di pepe

¼ di cucchiaino di sale

Indicazioni stradali:

1. in una padella antiaderente, fate soffriggere la cipolla e peperone verde nel burro. Togliere dal fuoco e mettere da parte.
2. in una ciotola, sbattere le uova e aggiungere l'aneto, il pepe e il sale. Versare nella padella. Mescolare delicatamente sopra il calore medio. Una volta che le uova sono quasi impostare, aggiungere la miscela di pepe insieme i pomodori freschi. Cuocere fino a quando le uova sono completamente impostate.

Pomodoro e uovo

Ingredienti:
3 uova
3 cucchiai di cipolla tritata finemente
3 cucchiai di burro ammorbidito (diviso)
1 pomodoro fresco a dadini
¼ di cucchiaino di sale
¼ di cucchiaino di pepe

Indicazioni stradali:
1. in una ciotola, sbattere le uova, il sale e il pepe. Mettere da parte.
2. in una padella antiaderente, fate soffriggere la cipolla fino a quando è tenera in 1 cucchiaio di burro. Aggiungere il composto di uova. Mescolare medio-alto calore fino a quando le uova sono impostate. Togliere dal fuoco e unire i pomodori freschi.

Omelette del sud-ovest

6 uova leggermente sbattute
½ tazza di cipolle tritate
1 avocado maturo a fette sottili
pepe del jalapeno tritato 1
1 pomodoro tritato
1 cucchiaio di olio di oliva
½ tazza grattugiato formaggio cheddar (diviso)
¼ cucchiaio di sale
¼ cucchiaio pepe

Indicazioni stradali:

1. in una padella antiaderente, soffriggere il peperone jalapeno e cipolle in olio d'oliva finché sono teneri. Togliere dalla padella e mettere da parte. Utilizzando la stessa padella antiaderente, versare le uova, coperchio e cuocere a fuoco basso per circa 3 a 5 minuti.
2. Cospargere le uova con il formaggio cheddar cipolla miscela, avocado, pomodoro e ¼ di tazza. Condire con sale e pepe.
3. piegare la frittata a metà. Coprire e cuocere per altri 3-5 minuti o fino a quando le uova sono completamente impostate. Cospargere con il restante formaggio cheddar e togliere dal fuoco. Trasferire un caldo piatto.

Insalata di pollo Peri-Peri

2 tazze di spinaci baby
½ porzione di un pezzo di petto di pollo
½ di un avocado di piccolo dimensione
Un pezzo di pancetta (scegliere la variante a basso contenuto di sodio)
1 cucchiaio di salsa Peri Peri

Indicazioni stradali:

1. in una padella, cuocere la pancetta fino a quando non diventa croccante.
2. tagliare il petto di pollo a fette anche e cuocerlo nel grasso di pancetta per circa 4-6 minuti, o fino a quando il pollo è cotto.
3. nel frattempo, tagliare avocado a fette anche e sminuzzare la pancetta.
4. disporre l'insalata collocando gli spinaci in una ciotola di grande dimensioni. Top con pollo, avocado e salsa Peri-Peri.
5. cospargere con bacon sbriciolato sulla parte superiore. Servire e gustare!

Piccata di pollo

Ingredienti:

4 (4 once ciascuno) pezzi di petto di pollo disossato e senza pelle dimezzato
¼ di tazza di burro a cubetti
½ cucchiaino di pepe
½ cucchiaino di sale
1 cucchiaio di rosmarino
1 cucchiaio di timo
¼ di tazza di succo di limone fresco
¼ di tazza di acqua

1. appiattire i petti di pollo in spessore di ½ pollice.
2. in un sacchetto a chiusura zip, unire il pepe, il sale, il rosmarino e il timo. Aggiungere il pollo, uno alla volta ed agitare per cappotto.
3. in una padella antiaderente, dorare i petti di pollo nel burro, a fuoco medio. Aggiungere il succo di limone e acqua. Portare ad ebollizione. Ridurre il calore e far cuocere, senza coperchio, per circa 12-15 minuti.

Insalata di verdure infuso con Quinoa

Ingredienti:

½ tazza risciacquato quinoa

1 scalogno tritato

1 tazza di pomodorini metà

1 piccola carota tagliuzzata

1 cucchiaio tritato di prezzemolo fresco

timo fresco 1 cucchiaio tritato

1 tazza di piselli congelati

2 tazze di spinaci freschi

1 tazza di acqua

Condimento:

succo di limone 2 cucchiai

1 cucchiaio di aceto balsamico

2 cucchiaini di olio di oliva

1 ½ cucchiaini di senape di Digione

¼ di cucchiaino di sale

1/8 di cucchiaino di pepe

¼ di cucchiaino di zucchero

Indicazioni stradali:

1. in una casseruola, portare l'acqua ad ebollizione, quindi aggiungere la quinoa. Abbassate la fiamma, coprire il saucep-an e far cuocere per circa 8-10 minuti o fino a quando la quinoa completamente assorbito l'acqua. Togliete la casseruola dal fuoco e poi fluff la quinoa con una forchetta.

2. trasferire la quinoa cotta in una ciotola di medie dimensioni e lasciate raffreddare. Aggiungere lo scalogno, pomodorini, carote e piselli.

3. in una ciotola di medie dimensioni, unire il succo di limone, aceto balsamico, olio d'oliva, senape, sale, pepe e zucchero. Spruzzare la miscela di condimento sopra il composto di quinoa-verdure poi mescolare insieme fino a quando tutto è ben coperto. Conservare in frigorifero fino al momento di servire.

4. al momento di servire, mettere gli spinaci in un piatto di portata poi in alto con il mix di quinoa-verdure.

Carne di manzo macinata chetogenica Stir Fry

1 cucchiaio di olio di cocco

½ di una cipolla media

5 pezzi di funghi di dimensioni medie

2 pezzi di foglie di cavolo verde

½ tazza di broccoli

di medie dimensioni ½ peperone rosso

300 grammi di carne macinata

1 cucchiaio di spezie cinesi 5

1 cucchiaio di pepe di Caienna

Indicazioni stradali:

1. Tritare il pepe rosso, broccoli, cipolla e cavolo. Affettare i funghi.

2. utilizzando un grande wok, scaldare l'olio di cocco medio-alto calore. Soffriggere le cipolle circa 1 minuto.

3. aggiungere le restanti verdure e mescolare friggere per circa 2 minuti. Continuate a mescolare.

4. aggiungere la carne macinata e spezie cinesi 5 e continuare a cuocere per altri 2 minuti.

5. coperchio e lasciate cuocere per circa 5 minuti o fino a quando la carne è cotta bene.

6. versare in un piatto. Servire caldo e godere!

Pollo con salsa alle erbe

Ingredienti:

- 4 (4 once ciascuno) pezzi di petto di pollo disossato e senza pelle dimezzato
- ½ cucchiaino di pepe ☐
- ½ cucchiaino di sale ☐
- 2 cucchiai di olio d'oliva (diviso)
- 2 cucchiai di burro ☐ (diviso)
- 1 cucchiaio tritato prezzemolo fresco
- 1 cucchiaio tritato erba cipollina
- 1 cucchiaino di senape di Digione
- 1 cucchiaino tritato fresco basilico
- 2 cucchiaino di succo di lime fresco ☐
- ½ tazza di acqua

Indicazioni stradali:

1. tra due fogli di carta oleata, mettere i petti di pollo. Con un mazzuolo, appiattire i petti di pollo in

modo uniforme. Bagnare entrambe le superfici l'appiattimento di petto di pollo con sale e pepe.

2. in una padella antiaderente, scaldare 1 cucchiaio di olio d'oliva e 1 cucchiaio di burro. Rosolare i petti di pollo medio-alto calore per circa 5-7 minuti su ogni lato. Togliere dal fuoco e tenere in caldo.

3. unire il restante olio d'oliva, burro rimanente, prezzemolo fresco, erba cipollina, senape di Digione, basilico fresco, succo di lime e acqua per le sgocciolature. Mescolare fino a quando il burro è completamente sciolto. Servire sopra i petti di pollo. Buon divertimento!

Pollo e funghi

4 (4 once ciascuno) pezzi di petto di pollo disossato
e senza pelle dimezzato

¼ di cucchiaino di pepe

¼ di cucchiaino di sale

4 cucchiaini di olio di oliva (diviso)

1 spicchio di aglio tritato

1 tazza squartato funghi portabello bambino

Succo di 1 limone medio

4 fette di limone

½ tazza di acqua

2 cucchiai di capperi

Indicazioni stradali:

1. appiattire i petti di pollo in 1/8 di pollice di spessore. Stagione i petti di pollo con sale e pepe.

2. in una padella antiaderente, scaldare 2 cucchiaini di olio di oliva sopra il calore medio. Cuocere i petti di pollo conditi per circa 2-3 minuti su ogni lato o fino a quando il succo dalle esecuzioni di pollo chiaro. Trasferimento in un piatto da portata e tenere in caldo.

3. nella stessa padella antiaderente, scaldare l'olio d'oliva rimanente medio-alto calore. Aggiungere un singolo strato di bambino portabello funghi e fate cuocere, senza mescolare, per circa 3-5 minuti o fino a quando il turno di funghi rosso-marrone su un lato. Girare i funghi, poi aggiungere l'aglio e cuocere per altri 2 minuti. Aggiungere l'acqua e portare ad ebollizione. Aggiungere il succo di limone e fette di limone alla miscela. Aggiungete i capperi e continuare la cottura fino a quando il composto si addensa. Aggiungere il pollo preparato alla miscela e riscaldare bene. Servire caldo e godere!

Pollo all'aglio limone

Ingredienti:

2 (4 once ciascuno) pezzi di petto di pollo disossato e senza pelle dimezzato

1 ½ cucchiaini di olio di oliva

1/8 di cucchiaino di pepe

1/8 cucchiaino di sale

origano essiccato ¼ di cucchiaino

½ cucchiaino essiccato basilico

1 spicchio d'aglio sbucciato

1/4 tazza di acqua

2 cucchiai da tavola freschi succo di limone (diviso)

1. condire i petti di pollo con sale e pepe.

2. in una padella antiaderente, fate cuocere l'aglio e i petti di pollo conditi in olio di oliva per circa 4-6 minuti. Aggiungere il basilico essiccato, origano essiccato, acqua e 1 cucchiaio fresco succo di limone. Ridurre il calore. Coprire e lasciare gli ingredienti: fate bollire per circa 5-8 minuti o finché il succo dalle esecuzioni di pollo chiaro. Trasferimento a un piatto di portata e servire caldo. Condire con il restante succo di limone fresco appena prima di servire.

Salmone al forno alle erbe

Ingredienti:

2 libbre di filetto di salmone

4 once di olio di sesamo

½ tazza di salsa di soia (scegliere tamari)

1 cucchiaino di aglio (tritato)

½ cucchiaino di zenzero (terra)

½ cucchiaino di basilico

1 cucchiaino di origano

¼ di cucchiaino di timo

½ cucchiaino di rosmarino

¼ di cucchiaino di dragoncello

4 once di burro

½ tazza di funghi freschi (tritato)

½ tazza di cipolle verdi (tritate)

Indicazioni stradali:

1. se avete acquistato un grande filetto di salmone, tagliarlo a metà circa ½ libbra ciascuno. Posto all'interno di un sacchetto richiudibile.

2. mescolare olio di sesamo, tamari e tutte le spezie. Versare il composto all'interno del sacchetto richiudibile con il salmone.

3. mettere in frigorifero per circa 1-4 ore.

4. Preriscaldate il forno a 350 gradi. Una grande linea di dimensioni vassoio da forno con carta stagnola.

5. versare tutto il contenuto del sacchetto nel tegame foderato. Disporre il pesce per fare uno strato.

6. cuocere il pesce per circa 10-15 ninutes.

7. nel frattempo preparare le verdure. Sciogliere il burro e aggiungere le verdure. Assicurati di trattarle in modo uniforme.

8. Togliere i filetti di salmone dal forno. Versare le verdure con burro sopra al salmone. Assicurarsi che coprono uniformemente il salmone.

9. cuocere ancora per altri 10 minuti. Servire caldo e godere!

Pomodori ripieni di tonno

1 filetto di tonno in fiocchi (6 once)

1 grande pomodoro

4 cucchiaino di yogurt greco

½ cucchiaino di senape di Digione

1 cucchiaio di sedano

¼ di cucchiaino di sale

Indicazioni stradali:

1. tagliare il pomodoro a metà. Scavare la polpa e i semi lasciando ½ pollice dalla shell. Scolare usando fazzoletti di carta.

2. in una miscelazione ciotola, unire il tonno in fiocchi, yogurt greco, senape di Digione, sedano e sale. Riempire i gusci di pomodoro con la miscela e posto su una teglia da forno. Cuocere 3-4 pollici dal calore per circa 4-5 minuti.

Bistecca di tonno agrumi

Ingredienti:

4 (6 once ciascuno) pezzi bistecche di tonno

½ tazza di limone succo

½ tazza di succo di lime

1 cucchiaino di aneto

2 cucchiaini da tè radice di zenzero fresco tritato

fiocchi di pepe rosso schiacciato 2 cucchiaini

Indicazioni stradali:

1. in una terrina, unire il succo di limone, succo di lime, aneto, radice di zenzero e peperoncino. Rimuovere ¼ tazza per imbastitura. Versare la marinata restante in un sacchetto a chiusura zip. Aggiungere il = bistecche di tonno. Sigillare il sacchetto a chiusura zip e girare i tranci di tonno. Conservare in frigorifero durante la marinatura per circa 30 minuti.

2. Estrarre il trancio di tonno dal sacchetto a chiusura zip. Scolare il tonno e scartare la marinata. Grill il tonno in una griglia sopra il calore medio senza coperchio, per circa 6-8 minuti su ogni lato mentre bagnando frequentemente con la marinata.

3. versare in un piatto e servire con acqua calda.

Giornata di pesce al forno

2 filetti di pesce ½ libra (a scelta)

1 tazza (8 once) di yogurt greco

¼ di tazza di burro fuso

1/3 di tazza di parmigiano grattugiato

Cocco olio spray

2 cucchiaio mix zuppa di cipolle (opzionale)

1. tagliare il filetto in pezzi di dimensioni morso o dimensione della dose.

2. rivestire il filetto di pesce con yogurt greco (si può mescolare il mix zuppa di cipolle con lo yogurt greco).

3. ricoprire un due 13 pollici da 9 pollici cottura piatti con lo spray di olio di cocco. Posizionare i filetti di pesce preparati nei piatti da forno unto. Condire con burro.

4. cuocere, scoperto, nel forno preriscaldato di 425 gradi per circa 12 minuti. Cospargete con il parmigiano. Cuocere per altri 2-6 minuti o fino a quando il pesce può essere facilmente fiocchi con una forchetta. Togliere dalla padella e servire ancora caldo.

Pan salmone scottato con mela e insalata di spinaci

Ingredienti:

Quattro filetti di salmone di pezzi (5 once ciascuno)

1 cucchiaio di olio di oliva

Per la mela e l'insalata di spinaci

1 mazzo di spinaci

1 honeycrisp mela sottilmente affettata

3 cucchiai di mandorle tostate

3 cucchiai da tavola freschi succo di limone

2 cucchiai di olio d'oliva

Indicazioni stradali:

1. in insalatiera, sbatti il succo fresco di limone e olio d'oliva. Aggiungere gli spinaci. Mescolare insieme fino a quando tutte le foglie di spinaci sono ben ricoperto. Lasciate riposare per circa 10 minuti. Aggiungere le mele a fette in insalata di spinaci.

2. scaldare l'olio di oliva in una padella antiaderente a fuoco medio. Alzate la fiamma

medio-alta e mettere il filetto di salmone, uno alla volta, parte della pelle fino in padella. Cuocere per circa 4 minuti o fino a quando il lato diventa marrone dorato. Capovolgere l'altro lato e cuocere per circa 3 minuti o fino a quando è duro al tatto. Servire con le mele e insalata di spinaci sul lato.

Salmone di coriandolo

Ingredienti:

4 (6 once ciascuno) pezzi filetti di salmone

2 spicchi di aglio tritato

coriandolo macinato ½ cucchiaino

2 cucchiaini di succo di lime fresco

2 cucchiaini di olio di oliva

2 spicchi di aglio tritato

½ cucchiaino di sale

¼ di cucchiaino di pepe

Indicazioni stradali:

1. in una piccola ciotola, unire il coriandolo, il sale e il pepe. Cospargere i filetti di salmone.

2. in una padella antiaderente, cuocere il salmone in olio d'oliva per circa 4 minuti su ogni lato, sopra il calore medio. Aggiungere l'aglio e succo di lime. Abbassate la fiamma e coprire la padella. Cuocere per circa 3-5 minuti o fino a quando il pesce può essere facilmente fiocchi con una forchetta.

Filetto di trota al forno

Ingredienti:

filetti di trota 1 libbra

1 cucchiaio di cipolla tritata finemente

1 tazza di panna acida

succo di limone 1 cucchiaio

½ cucchiaino di sale

½ cucchiaino di paprica

¼ di tazza di parmigiano grattugiato

Indicazioni stradali:

1. mettere i filetti di trota in un trimestre 3 unto teglia.

2. in una ciotola, unire la cipolla, panna acida, succo di limone, sale e parmigiano. Si sviluppa sul pesce. Cospargete con paprica sulla parte superiore.

3. cuocere, scoperto, nel forno preriscaldato a 350 gradi per circa 20-25 minuti o fino a quando il pesce può essere facilmente fiocchi con una forchetta.

Insalata di Pasta ricca

Ingredienti:

1 confezione di pasta a spirale (8 once)

¼ di tazza di carote tritate

¼ di tazza di sedano tritato

¼ di tazza di cipolle tritate

1 tazza di cotto di tacchino o arrosto di manzo

Medicazione

¾ tazza di maionese

¼ di cucchiaino di sale all'aglio o sale marino

¼ di cucchiaino di pepe

¼ cucchiaino di limone succo

¼ di tazza di parmigiano grattugiato

Indicazioni::

1. preparare e cucinare la pasta a spirale seguendo il pacchetto indicazioni:. Una volta cotta la pasta a spirale, scolare e sciacquare in

acqua fredda. Posto in una grande insalatiera. Mescolarvi le carote, sedano, cipolle e Turchia o arrosto di manzo.

2. in una piccola ciotola, unire la maionese, aglio sale o sale marino, pepe, succo di limone e parmigiano. Versare il condimento di pasta sopra la miscela di pasta-verdura. Mescolare insieme fino a quando tutto è ben coperto. Conservare in frigorifero prima di servire.

Insalata di Pasta di tonno italiano

Ingredienti::

1 confezione (8 once) pasta piccola conchiglia

1 lattina di tonno sgocciolato (6 once) di acqua leggera

condimento per insalata italiana cremoso 6 cucchiai

1 tazza di zucchine tagliuzzato

1 tazza di carote tagliuzzate

Foglia di lattuga (opzionale)

1. preparare e cucinare la pasta piccola conchiglia seguendo il pacchetto indicazioni:. Una volta cotta la pasta a spirale, scolare e sciacquare in acqua fredda. Posto in una grande insalatiera. Aggiungete il tonno, zucchine e carote. Mescolare fino a quando ben combinati. Versare il condimento cremoso italiano sopra la miscela di pasta-verdura. Mescolare insieme fino a quando tutto è ben coperto. Conservare in frigorifero prima di servire.

2. in un mezzo boccale, unire la salsa ranch, miracolo frusta, panna acida e aglio sale o sale marino. Versare il condimento di pasta sopra la miscela di pasta-verdura. Cospargere con mandorle e paprika. Mescolare insieme fino a quando tutto è ben coperto. Conservare in frigorifero prima di servire.

3. se lo si desidera, servite su un piatto con fodera di lattuga.

Insalata di Pasta di peperone arrostito

Ingredienti:

1 confezione di pasta a spirale tricolor (12 once)

1 vasetto di peperone rosso arrostito (7 once)

1 tazza verde cipolle affettata

formaggio feta sbriciolati di 4 once

Medicazione

1 busta sgrassato condimento insalata italiano

3 cucchiai di aceto balsamico

½ tazza di brodo di pollo

Indicazioni stradali:

1. preparare e cucinare la pasta a spirale tricolor seguendo il pacchetto indicazioni:. Una volta cotta la pasta tricolore a spirale, scolare e sciacquare in acqua fredda. Da altro lato, drenare il peperone rosso arrostito. Affettare sottilmente.

2. in una grande insalatiera, unire la pasta tricolore a spirale, peperoni, cipolle verdi e formaggio feta.

3. in una piccola terrina, sbattere il condimento per insalata italiana, aceto balsamico e brodo di pollo. Versare il condimento di pasta sopra la miscela di pasta-verdura. Mescolare insieme fino a quando tutto è ben coperto. Conservare in frigorifero prima di servire.

Insalata di Pasta greca rapido

Ingredienti:

1 confezione di pasta a spirale (8 once)

¼ di tazza di olive snocciolate greco

2 pomodori tritati

1 cucchiaio drenato capperi

formaggio feta sbriciolato ¼ di tazza

Medicazione

2 cucchiai di vinaigrette greco

1 ½ cucchiaino di prezzemolo tritato

1 spicchio di aglio tritato

Indicazioni stradali:

1. preparare e cucinare la pasta a spirale seguendo il pacchetto indicazioni:. Una volta cotta la pasta a spirale, scolare e sciacquare in acqua fredda. Posto in una grande insalatiera. Incorpori le olive greche, pomodorini e capperi.

2. in una piccola ciotola, sbatti il greco vinaigrette, prezzemolo e aglio. Condire l'insalata di pasta sopra il composto di pasta-

verdura. Cospargere con formaggio feta. Mescolare insieme fino a quando tutto è ben coperto. Conservare in frigorifero prima di servire.

Insalata di Pasta capelli d'angelo

Ingredienti:

1 confezione di pasta capelli d'angelo (7 once)

Affettate sottilmente le carote 1 tazza

4 teste di serie e cubbed plum tomatoes

6 a fette sottili le cipolle verdi

1 cetriolo tritato medio

Medicazione

2 cucchiai di aceto di sidro

2 cucchiai di olio d'oliva

½ cucchiaino di sale

½ cucchiaino di pepe

1. preparare e cucinare pasta dei capelli di Angelo seguendo il pacchetto indicazioni:. Una volta cotta la pasta dei capelli di Angelo, scolare e sciacquare in acqua fredda. Posto in una grande insalatiera. Aggiungere le carote, pomodori, cipolle verdi e cetriolo. Mescolare fino a quando ben combinati.

2. in una piccola ciotola, sbattere l'aceto di sidro, olio d'oliva, sale e pepe. Versare il condimento di pasta sopra la miscela di pasta-verdura. Mescolare insieme fino a quando tutto è ben coperto. Conservare in frigorifero prima di servire.

Insalata di Pasta di California

Ingredienti:

1 confezione di pasta sottile (8 once)

2 barattoli di olive mature (4,50 once)

2 zucchine medie tagliate a dadini

3 grossi pomodori a dadini

1 grande cetriolo tagliato a dadini

1 peperone rosso tagliato a dadini

1 peperone verde tagliato a dadini

1 cipolla grande tagliata a dadini

Medicazione

1 confezione (16 once) condimento insalata italiano

semi di papavero 1 cucchiaio

1 cucchiaio di semi di sesamo

½ cucchiaino di semi di sedano

1 cucchiaino di paprika

¼ di cucchiaino di aglio in polvere

¼ di tazza di parmigiano grattugiato

Indicazioni stradali:

1. rompere la pasta sottile in pezzi da 1 pollice. Preparare e cuocere la pasta seguendo il pacchetto indicazioni:. Una volta che la pasta è cotta, scolare e sciacquare in acqua fredda. Posto in una grande insalatiera. Incorpori le

olive mature, zucchine, pomodori, cetriolo, pepe rosso, peperone verde e cipolla.

2. in una piccola ciotola, sbatti il condimento per insalata italiana, semi di papavero, semi di sesamo, semi di sedano, paprica, polvere dell'aglio e parmigiano. Versare il condimento di pasta sopra la miscela di pasta-verdura. Mescolare insieme fino a quando tutto è ben coperto. Conservare in frigorifero prima di servire.

Capitolo 4: Mangiare sano e perdita di peso

Quando viene utilizzata il termine un'alimentazione sana, la prima immagine che otteniamo nella nostra mente è di una persona che è irrealisticamente sottile con filosofia nutrizionale molto severe. Questa nozione è sbagliata e l'obiettivo fondamentale di un'alimentazione sana è quello di tenervi eccitato, stabile e ti fanno sentire grande su di te.

Tutti questi obiettivi del mangiare sano non possono essere modificati mai se vi morire di fame, o rigoroso voi stessi a limitata gli alimenti. Piuttosto può essere fatto da godersi i cibi nel modo più sano possibile, mentre assicurandosi che si ottiene sempre le sostanze nutritive necessarie. Le linee di seguito spiegano il fenomeno del mangiar sano.

1. impostare un approccio:

La prima cosa relativi al mangiare sano consiste nell'impostare un approccio di mangia sano. Nell'approccio il vostro obiettivo dovrebbe essere gradualmente fare cambiamenti nel vostro stile di vita e abitudini alimentari in modo che alla fine si raggiunge il palco dove si sono sani e il mangiare fatto da voi è sano. Le due cose che si può fare a questo proposito sono:

* In primo luogo, non complicare le cose con la preoccupazione di calorie, piuttosto, mantenerlo semplice focalizzando l'attenzione su cose come fresco, colore e varietà.

* In secondo luogo, apportare tutte le modifiche, lentamente e gradualmente. Rendere i cambiamenti bruschi rende difficile e non durano mai a lungo.

2. moderazione:

L'altro fattore chiave relativi al mangiare sano è moderazione. Devi essere moderato nel vostro approccio e sbarazzarsi della nozione che determinati alimenti sono fuori limite. Quando si pensa come questo, ti rende crave per queste quelle cose ancora di più. Il modo migliore è possibile portare la moderazione nel tuo cibo è utilizzando piccole porzioni. Se non riesci a resistere i cibi malsani, quindi avviare di consumarli in piccole porzioni e alla fine si ridurrà il craving e si farà via con loro. Pertanto, non essere over-severi con voi stessi; piuttosto, ridurre l'assunzione di cibi cattivi lentamente.

3. il modo di mangiare:

Mangiare sano non è tutto ciò che si mangia, piuttosto che essa comporta anche il modo di che mangiare. Il modo si consumano i cibi è un contributore importante al genere di e la quantità di mangiare si fare. Alcuni suggerimenti a questo riguardo sono i seguenti:

* In primo luogo, provare a mangiare con gli altri per quanto possibile. In questo modo

manterrete il vostro mangiare sotto controllo, al contrario se si mangia davanti alla TV o computer portatile, sarà mangiare senza cervello, quindi maggiore consumo di calorie.

* In secondo luogo, è possibile godere il vostro cibo da masticare lentamente. Il tempo più si spende il masticare il cibo e si diverte, il minore che si mangia.

* In terzo luogo, prendere l'abitudine di ascoltare il tuo corpo. Mangiare solo quando il tuo corpo ti dice che è affamato e anche cercare di capire il tipo di cibo che sazia i requisiti del corpo. Per esempio, a un certo momento uno spuntino si farebbe invece di andare per un pasto completo.

* In quarto luogo, mai saltare la colazione ed evitare di mangiare di notte. Come colazione segna l'inizio della giornata, pertanto, è necessario fornire il vostro corpo con il cibo.

D'altra parte, di notte, il corpo deve riposare così fornendo molto poco è sufficiente il corpo ha bisogno.

4. frutta e verdura:

Frutta e vegs sono parte integrante di qualsiasi piano di dieta, soprattutto se si tratta di un piano di dieta sana. Il motivo perché entrambi questi sono raccomandati per essere incluso in un'alimentazione sana è perché sono dotati di una varietà di sostanze nutritive e che troppo con il minime possibile di calorie.

5. carboidrati sano:

Mangiare sano ti fa rimanere alta energia più a lungo. I cibi si può consumare per soddisfare questo obiettivo sono quelli che portano la fibra e carboidrati sani. A questo proposito, si possono neanche mangiare cereali integrali o è possibile utilizzare bevande energetiche migliori sani e integratori di volta in volta per garantire che i livelli di energia sono sempre alti.

Persone seguono molte diete nel tentativo di perdere peso. La maggior parte di queste diete sono inefficace o il peso perduto è guadagnato indietro un paio di giorni dopo aver smesso di fare la dieta. Perdere peso controllando il vostro cibo è molto difficile a meno che non si adattano le proprie abitudini alimentari in tale maniera. Mangiare pulito non è una dieta. È un cambiamento nel modo in cui si mangia. È un cambiamento di stile di vita e che è che cosa lo rende diverso da altre diete.

Mangiare pulito è un concetto in cui credete che alimenti naturali sono di altissima qualità, come non hanno alcun additivo. Quindi, si tenta di includere alimenti che nel loro stato più innaturale. Si consumano alimenti che sono grezzo e non trattati, affinché essi siano il più vicini possibile alla loro forma naturale. Allo stesso tempo, è anche possibile introdurre grassi sani come gli acidi grassi insaturi invece gli acidi grassi saturi malsani. Suddividere i pasti in 5-6 piccoli pasti, che sono sparsi per tutto il giorno. Dovresti farti le porzioni che si stanno avendo. Mangiare porzioni di pranzo di dimensioni 5 - 6 volte al giorno è sicuramente andare a causare aumento di peso. Questo aiuta a mantenere i livelli di glucosio. Continui cambiamenti nei livelli del glucosio anche contribuiscono all'aumento di peso, alla fine.

Come additivi influenzano il tuo corpo? Gli additivi si accumulano nel corpo per un periodo. L'azione di questi additivi è al livello microscopico e cellulare. Tuttavia, questi si sommano per un periodo e il loro effetto si manifesta sotto forma di vari disturbi come il mal di testa e affaticamento. Ipertensione arteriosa e il diabete sono disturbi che sono più gravi e richiedono più tempo per essere esposto.

Ci sono molti vantaggi di mangiare pulito, alcuni dei quali sono elencati di seguito:

1. pulire mangiare include avere una dieta equilibrata, e allo stesso tempo, si eliminano

sostanze ingrasso che conduce al grasso corporeo in diminuzione. Non monopolizzare a volte e affamati in altri. Ciò conduce ad un ritmo stabilizzato. Un ritmo stabilizzato assicura che il peso rimanga costante. Si guadagnare né perde peso.

2. diabete, aterosclerosi ecc sono lifestyle malattie correlate, che sono causate a causa di una dieta malsana. Tutti questi vengono eliminati quando si avvia pulito mangiare perché si stanno eliminando le fonti di queste malattie. Inoltre, il sistema immunitario inizia a funzionamento in modo più efficace che porta a malattie in diminuzione.

3. quando si tenta di mangiare più alimenti non trasformati, diminuiscono le probabilità di entrare nel sistema di additivi nocivi. Di conseguenza, aumenta la vostra salute generale.

4. gli alimenti che sarete mangiare sarà meno costoso quando rispetto ai prodotti alimentari trasformati. Nel caso di alimenti trasformati, il costo del trattamento è anche incluso nel costo. Questo è evitato.

Mangiare pulito, a differenza di diete, può essere adattato come stile di vita. Non ha effetti collaterali nocivi. Dà tutto, che le diete promettono ma non riescono a consegnare. Inoltre, allo stesso tempo è economico pure. Di avere una dieta equilibrata che segue il principio di mangiare pulito, perdere peso e mantenersi in forma è estremamente facile. Come mangiare pulito può migliorare la vostra salute

Mangiare pulito è un impegno a lungo termine per uno stile di vita sano. Non solo essa può aiutare perdere peso, ma anche aumentare la vostra energia e ridurre il rischio di malattia. Le persone che mangiano una dieta sana ed equilibrata sono meno probabile di sviluppare diabete, malattie cardiache, colesterolo alto, cancro, sclerosi multipla, osteoporosi, depressione ed altre malattie.

Se si mangia pulito, sarà meglio aspetto. Frutta fresca e verdura, carni magre e cereali integrali saranno bilanciare i livelli di energia e rafforzare il sistema immunitario. Essi inoltre promuovere dormire meglio di notte e mantenere il vostro cervello funzionamento a capacità superiore. Una dieta naturale vi aiuterà a mantenere il peso sotto controllo con il minimo sforzo. Non è mai troppo tardi per iniziare a mangiare pulito.

Capitolo 5: Programma di perdita di peso

Sei il tipo di persona che crede che la conservazione di energia è molto più importante di disperderlo su sforzo inutile? Si preferisce trascorrere 30 minuti in auto intorno un sacco di parcheggio sperando che diventa un posto parcheggio disponibile proprio accanto alla porta del centro commerciale, di dover camminare supplementare 50 yarde? La prospettiva di camminare su una rampa di scale sembra un compito arduo? Ti senti stanco tutto il tempo che preferiscono stare a letto davanti al grande schermo tutto il giorno invece di stare all'aria aperta? Beh, se le risposte a queste domande sono sì, allora chiaramente, non si ottiene quasi abbastanza esercizio.

Non siete soli, ci sono molte persone che si sentono allo stesso modo. La ragione di questo è che siamo così occupati durante il giorno, che difficilmente dare alcun pensiero per esercitare i nostri corpi. Per molte persone, non è che siamo pigri, è solo che noi stiamo così svuotati dopo una stressante giornata di lavoro di dover rispettare le scadenze. Tuttavia, è una domanda che dobbiamo porci; ci manca energia solo perché ci sono oberati di lavoro, o è la nostra mancanza di energia un risultato diretto di poco o nessun esercizio? Quanto importante è un esercizio di grande schema delle cose?

Tutti i medici ci dirà che esercizio è molto importante per garantire un sano stile di vita, e molti di noi sarebbero d'accordo che abbiamo bisogno di fare una sorta di esercizio per mantenere sano il nostro corpo. Purtroppo, noi possiamo essere confuso facilmente da molti tipi di programmi di esercizio, formazione reggimenti e vari esercizio guru, promuovendo le loro filosofie. Persone così farsi prendere in tutta questa scelta che non sappiamo quale sia il percorso corretto per scegliere. Chi ha ragione? Sarebbe meglio andare in palestra per due ore al giorno, o è l'acquisto di attrezzature da palestra per la casa la strada da percorrere? Con tutto l'esercizio varie macchine pubblicizzati, quale di questi in realtà il lavoro, e che forniscono i migliori risultati?

Prima di rispondere anche a queste domande, sappiamo in realtà perché abbiamo bisogno di esercizio fisico? Qual è il modo migliore per esercitare? È meglio di allenamento di resistenza allenamento cardiovascolare o c'è un altro modo per esercitare che non siamo nemmeno a conoscenza? Per molti di noi che sono le domande più importanti, quanto esercizio abbiamo bisogno di ottenere su una base quotidiana e come i nostri corpi reagiscono a questo sforzo?

Queste sono tutte domande importanti perché ci colpiscono in modi diversi, a seconda delle circostanze. Prima di intraprendere una spedizione per trovare il libro perfetto di esercizio, è necessario fare un po' di ricerca nell'autore. Questo deve essere fatto per verificare se lui o lei è in realtà qualificata a commentare su questo argomento. Sarebbe preferibile se l'autore è venuto da un background medico o scientifico come avrebbero la migliore conoscenza della fisiologia umana e sarebbe pertanto in grado di darvi i migliori consigli su un esercizio di routine.

Come invecchiamo troviamo i nostri corpi non sono in grado di fare tutte le cose erano una volta in grado. Attività che abbiamo usato per prendere scontato ora lasciare promemoria della nostra epoca. Perché i nostri corpi subiscono una serie di cambiamenti con l'età si è necessaria che comprendiamo l'importanza di esercizio fisico e un'attività fisica regolare.

Gli individui che costantemente bastone ad un regolare programma di esercizio anche beneficiano di livelli di stress inferiori, nonché di riducono la probabilità della ferita. Questi livelli di stress inferiori possono aiutare a mantenere il vostro sistema immunitario forte e prevenire l'infezione e malattia irritante e pericolosa.

Esercizio e attività fisica regolare non è necessario essere eccessivamente routine o noioso. È possibile trovare le cose che ti piace fare che non avete voglia di "esercizio" che vi aiuterà a mantenere sano e attivo. Ad esempio, quando giocare a golf, a piedi il corso invece di prendere un carrello. Invece di guardare la TV tutta la notte, provare a giocare una partita di basket presso la palestra locale o con i vostri bambini nel vialetto. Approfittate del bel tempo utilizzando i fine settimana per escursioni a piedi o, se lo permette la tua posizione, racchette da neve in montagna. Il trucco per vivere una vita sana è di apportare piccole modifiche ai vostri modelli di stile di vita quotidiana e di trovare attività che vi piace ma può anche aiutare a mantenersi in forma.

Esercizio e attività fisica regolare aumenterà la vostra qualità di vita mantenendo un peso sano, migliorare le funzioni del sistema immunitario e consentono di riprendersi dalla malattia o infortunio ad un tasso molto più veloce. Inoltre manterrà i muscoli e tendini avantreno, aiutando a prevenire lesioni.

Il primo passo per godere i benefici di esercizio e attività fisica regolare, tra cui aumento di energia, miglioramento della libido, metabolismo migliorato, riduzione dello stress, sembra migliore e una vita più lunga è di iniziare a fare piccoli cambiamenti nelle vostre abitudini. Smettere di rimandare le modifiche o rendendo obiettivi irrealistici e iniziare con un obiettivo immediato e 'mini'. Fare una passeggiata con il vostro coniuge dopo cena o al commercio di tempo TV con un gioco all'aperto. Queste piccole variazioni incrementali consentono di portare a uno stile di vita più appagante e attivo.

Capitolo 6: Clean Eating programmi

Ora che vi sono stati informati su cosa mangiare pulito è, la prossima cosa vuoi sapere esattamente come è uno incorpora mangiare pulito nel suo stile di vita. Continua a leggere per saperne di più.

Il concetto è abbastanza semplice, ma è ancora meglio fare la tua ricerca prima prima di iniziare immediatamente il giorno uno di voi lifestyle mangia pulito. Se si desidera godere il broccolo con burro, formaggio, pangrattato e poi l'ho cotto in forno per pochi minuti. Questo, in sé, non è pulito mangiare a causa dell'aggiunta di burro e formaggio (entrambi elaborati prodotti lattiero-caseari). Con mangiare pulito, tutto quello che dovete fare è gettarlo intorno a una piccola quantità di olio d'oliva, aggiungere il succo di limone fresco e gettare in un pizzico di parmigiano fresco. Il risultato è uno spuntino sano, senza sensi di colpa.

Ci sono effettivamente alcuni metodi che è possibile seguire quando si desidera iniziare a mangiare pulito.

Metodo 1

Quando si tratta di mangiare pulito, uno degli obiettivi principali che si dovrebbe avere è quello di liberare il corpo da sostanze chimiche e altre sostanze tossiche. Il fuoco qui riposa meno sulla perdita di peso ed è più il mantenere il corpo sano.

Metodo 2

Il secondo metodo è il metodo più comunemente praticato, che prevede i passaggi seguenti.

Piante di includere nella vostra dieta

C'è un detto che dice che se si tratta di una pianta o un albero, l'opzione più sana è per mangiare. Piante sono meno probabilità di essere alterato dagli esseri umani, ecco perché essi anche arrivare a mantenere le loro sostanze nutrienti anche dopo essere scelto.

Incorporare carne nella vostra dieta pure

Quando si includono carne nella vostra dieta, assicuratevi di che avere la carne interi e dritto dal vostro macellaio. Quanto più possibile, evitare i prodotti di carne che sono pre-confezionati come non si sanno quali ingredienti: sono inclusi. Se possibile, macinare la carne te per garantire che non sono stati aggiunti conservanti.

Sono grani

Quando si mangia il riso, assicurarsi di scegliere alternative più sane quali grano, riso e altri cereali integrali.

Abituatevi a leggere le etichette

A volte, una pagnotta di pane sarà essere affermata di essere "whole wheat." Tuttavia, al momento guardando gli ingredienti: la lista, che pane particolare è realizzato con farina bianca, che è una versione già elaborata della farina del grano intero.

Mangiare alimenti che hanno il minor numero di ingredienti: utilizzato per la loro preparazione

Persone che sono seriamente di mangiare pulito non sono solo interessate con quali ingredienti: vengono utilizzati con il loro cibo. Cercano anche di evitare il cibo che viene preparato utilizzando tonnellate di ingredienti:.

Mangiare 5-6 piccoli pasti al giorno

Può sembrare una cattiva idea se stai davvero cercando di limitare l'assunzione di cibo.

Tuttavia, stiamo parlando di piccole porzioni di qui. Mangiare 5-6 piccoli pasti non solo manterrà il vostro stomaco soddisfatto; aiuterà anche a prevenire i morsi della fame dalla tentazione di indulgere in pasti più grandi, che potrebbero consistere di cibi malsani.

Nel preparare i pasti per il giorno, prendere nota che è consigliabile combinare alimenti ricchi di proteine con quelli che sono fonti di carboidrati. Questo servirà per alimentare il tuo corpo e quindi, eliminare i morsi della fame di futuro.

Troppo zucchero aggiunto negli alimenti incantesimi nient'altro che calorie. Se non si può immaginare se stessi mangiando qualcosa che si suppone per essere dolce, ma esso non è, provare a utilizzare dolcificanti come alternativa.

Capitolo 7: Shopping pulito

Tutti noi crediamo che i cibi fatti in casa sono più sani rispetto a quelli da ristoranti. Questo è effettivamente vero e cioè perché 'home-made' cibo conta più alto. Un coscienzioso planner presso ogni casa cerca di rendere il pasto pianificazione come un'abitudine per tutta la vita. Per questo dovrebbero avere idee sufficienti circa i pasti sani e la giusta proporzione da adottare. Considerando questo fattore significativo, il Dipartimento Salute e servizi umani degli Stati Uniti ha introdotto la cena piatto come un simbolo che sostituisce la piramide alimentare convenzionale.

Questo rappresenta chiaramente che il tuo pasto sano è una combinazione di frutta, verdure, cereali, proteine e prodotti lattiero-caseari. È possibile scegliere tra il tipo di frutta, verdura, cereali, proteine in qualsiasi forma e basso contenuto di grassi prodotti lattiero-caseari. Un piano di pasto organizzato rende la vita sana. È buona per andare con un piano di pasto settimanale di uno mensile. Questo è perché la vostra mente sarà fresca con il pasto idee che hai avuto per la settimana precedente. Un piano di pasto più sano possa essere ottenuto considerando i seguenti fattori:

1. pensare di pianificazione di una dieta equilibrata: il primo e più importante per realizzare un piano di pasto più sano è di pianificare una dieta equilibrata che è arricchita con elementi di cibo nutriente. Dovrebbe contenere tutto ciò che il corpo ha bisogno per il funzionamento senza problemi. Il pasto deve essere una combinazione di prodotti alimentari ricchi in vitamine, sano grassi, proteine, calcio, ferro, magnesio, zinco, fibre, antiossidanti e molto altro ancora. Ricordate che il vostro pasto dovrebbe contenere cereali, proteine, verdure, frutta e prodotti lattiero-caseari nella giusta proporzione di chiamarlo come una dieta equilibrata e soddisfare il fabbisogno calorico di un individuo alla volta.

2. non dimenticare di includere il cibo preferito di tutta la famiglia: I pasti non dovrebbero

contenere solo frutta e verdura con un messaggio che siano sani. Si dovrebbe anche essere consapevoli nell'analizzare i cibi preferiti dei vostri familiari. Questo è perché la sostanza nutriente completa di ogni alimento viene acquisita solo quando amiamo e si mangiano volentieri. È anche una migliore idea per rendere più piccoli a mangiare i loro cibi preferiti almeno promettendo loro desiderato spuntino o dessert.

3. piano di sana colazione e piccoli pasti durante tutta la giornata: la colazione è la parte più vitale è necessario concentrarsi su. Una colazione sana e genuina offre buona resistenza e un buon inizio alla vostra giornata. Sia la prima colazione ricco di potenza, per esempio può essere una miscela di grano intero bagel con salmone affumicato, succo d'arancia fresco e lattuga. Invece di avere tre pasti completi, si può avere come una prima colazione nutriente con tre o quattro piccoli pasti

intermedi per aumentare la vostra resistenza e agevolare la continuate sempre i livelli di energia.

4. lasciare multi color frutta e verdura luminoso soggiorno una parte di tutti i vostri pasti: garantire che il vostro programma del pasto ha sicuramente frutta e verdura colorate luminose. Questo è perché brillantemente colorato frutta e verdura come broccoli, mais, lattuga, carote, barbabietole, squash, arance, frutti di bosco, mango, mele ecc. naturalmente sono arricchiti con ferro, zinco, calcio, fibre, antiossidanti, potassio, vitamine e molto altro ancora. Queste sostanze nutrienti hanno il potere di lottare contro numerose malattie e diminuiscono l'assunzione di farmaci.

5. lasciare il piano di pasto per essere una combinazione di cibi semplici e complesse: mentre la pianificazione i vostri pasti, prepararlo in modo tale che un giorno è equilibrato con cibi semplici, nonché complessi. Questo vi farà sentire a proprio

agio come non c'è nessun bisogno di lottare in cucina per un lungo periodo per tutti i tre pasti della giornata. Se la colazione è semplice come un panino con uova con bagel integrale, spinaci e succo di frutta fresco allora fare una cena sofisticata come spaghetti di riso con gamberi all'aglio e zuppa di mais dolce.

6. lasciate che il vostro programma del pasto essere incentrata sulla frutta di stagione e verdure: includono i prodotti stagionali in tuo pianificatore di pasto come non solo supporta la vostra dieta, ma supporta anche il vostro shopping di buon rapporto qualità-prezzo. Queste frutta di stagione e verdura si fondono con la natura, è disponibili solo nella stagione particolare. Da mangiare questo è possibile incrementare la forza e la resistenza in modo naturale.

Questi sono i modi intelligenti per realizzare un piano di pasto più sano e questo è il momento giusto per avviare uno. Pianificazione allegro

Capitolo 8: Menu chetogenica e piani pasto

Giorno 1:

Colazione ricette

Grano saraceno e Quinoa muesli

Ingredienti

• 3 cucchiai di miele

• 3 cucchiai di olio di cocco liquido

• 1 cucchiaino di Estratto di vaniglia

• ¼ cucchiaino di cannella in polvere

• ¼ cucchiaino di zenzero in polvere

• 1 tazza di avena grano saraceno

• 1 tazza di quinoa cotta

• ½ tazza di avena vecchio stile

• ½ tazza di mirtilli non zuccherati (essiccato)

Preparazioni

1. preparare il forno con un temp di 325° F.

2. preparare una teglia da forno con grasso leggero, o pronto il silicio stuoia di cottura.

3. mescolare il miele, l'olio di cocco, Estratto di vaniglia, cannella e zenzero a terra in una piccola ciotola.

4. impostare da parte prima.

5. quindi, mix di grano saraceno, quinoa e avena in una ciotola capiente.

6. unire la miscela di miele accuratamente.

7. nella teglia preparata, stendere il composto in modo uniforme per essere cotto uniformemente pure.

8. cuocere in forno preriscaldato a 325° F.

9. quando grani avvia al marrone, solitamente richiede 40-45 minuti, rimuovere e mescolare in mirtilli rossi.

10. Assicurarsi che raffreddare completamente prima di mettere in deposito ermetico.

Pranzo ricette

Pollo bollito con riso

Ingredienti:

-riso ½ lb

-Una polla adatto a ebollizione

-Sale e pepe

-1 uovo

-Burro

-Grattugiato

Preparazione:

1. tagliare la Polla e bollire fino a quando è tenero.

2. lavare il riso e blanch e facendolo venire a ebollizione e fate cuocere pochi minuti in acqua salata.

3. finite di cucinarla nel brodo da pollo bollito.

4. non cuocere troppo a lungo o sarà pastoso.

5. aggiungere il brodo poco alla volta per essere sicuro che il riso non è troppo bagnato quando è fatto.

6. condite con formaggio e burro e aggiungere il tuorlo d'uovo per associare solo come è preso dal fuoco.

7. servire come un bordo intorno i gallinacei.

Cena ricette

Farfalle con piselli e funghi

Si tratta di una pasta semplice e deliziosa
weeknight. Servire questo piatto con
involtini di grano intero e ulteriori piselli
sul lato.

Ingredienti:

1 confezione (16 once) farfalle o altra pasta

2 cucchiai di olio d'oliva

aglio 1 cucchiaino tritato (circa 2 spicchi)

2 libbre assortiti funghi affettati (ad esempio
shiitakès, pulsanti o criminis)

timo fresco o essiccato 1 cucchiaino

½ tazza di brodo di pollo o vegetale ½ tazza di
piselli congelati

½ cucchiaino di sale kosher o ¼ di cucchiaino
di sale

½ tazza di parmigiano grattugiato, più
supplementare per servire

Riscaldare l'acqua per cuocere la pasta secondo
il pacchetto indicazioni:.

Nel frattempo, in una grande padella, scaldare
l'olio sopra il calore medio. Aggiungere
l'aglio, funghi e timo e fate rosolare per 1
minuto. Aggiungere il brodo e cuocere il
composto a fuoco medio-basso,
mescolando di tanto in tanto.

Quando si aggiunge la pasta nell'acqua
bollente. Aggiungere i piselli e il sale alla
miscela del fungo. Cuocete la pasta al
dente.

Quando la pasta è cotta, scolarla brevemente,
permettendo alcune acqua per aggrapparsi
le tagliatelle e restituirlo al piatto caldo a
fuoco basso. Aggiungere il composto di
funghi-piselli e il parmigiano grattugiato e
mescolate tutto insieme fino a quando è
riscaldata attraverso.

Servire le farfalle immediatamente, condita con formaggio parmigiano aggiuntiva.

Raccogliendo i tempi di preparazione di velocità per le ricette è stime, basate sulla mia esperienza rendendo i piatti. Se si sono supervisionare i compiti, chinarsi a raccogliere blocchi, rispondendo al telefono, o semplicemente prendendo il vostro tempo (piuttosto che di rimescolanza!), essi possono prendere un po' di più. Ho notato che ricette di solito impiegano più tempo la prima volta, così se una ricetta diventa una famiglia preferiti, si può andare più velocemente.

Giorno 2:

Colazione ricette

Uova tutti ' Aurora

Ingredienti:

1 cucchiaio di burro o olio vegetale

1 tazza di latte

1 cucchiaio di farina

3 uova

Sale e pepe

Difficile far bollire le uova.

Rendere una salsa bianca di farina, latte e
burro. Assicurati di cuocere in modo
completo.

Aggiungere i bianchi delle uova a dadini molto
fini.

Versare questo su un piatto e coprire con i
tuorli forzati attraverso un setaccio o
patata schiacciapatate.

Pranzo ricette

Gamberetti, patate e zuppa di mais

Ingredienti:

1 cipolla tritata

1 peperone, tritato

2 carote, tritate piccolo

2 patate, tritati

2 16 oz sacchetti di mais congelati

4 tazze di brodo di pollo

1-libra gamberetti, puliti e sgusciati

½ tazza di panna

1 tazza di acqua

prezzemolo 2 cucchiai essiccati

1 foglia di alloro, sale e pepe acqua e brodo di
pollo.

Mescoli per unire. Coprire la pentola e fate
cuocere a bassa per 6 ore.

Usando un frullatore ad immersione, frullate
per 3-4 minuti, lasciandola grosso.

Aggiungete i gamberetti e cuocere per altri 10
minuti.

Quando sono cotte gamberetti, mescolare in
panna e sale e pepe a piacere.

Cospargere con il prezzemolo e servite.

Cena ricette

Ramen Noodle e manzo

carne di manzo macinata 1 libbra

Tagliatelle ramen di un unico pacchetto sapore
del fungo

Due pacchetti di tagliatelle ramen sapore di
pollo

2 tazze di verdure miste congelate

1/4 cucchiaino di aglio in polvere

timo secco cucchiaino da tè di 1/4

2 tazze di acqua

Istruzioni

1. aggiungere tutti e tre i pacchetti delle
   tagliatelle in una grande ciotola, rimuovere
   i pacchetti di condimento e mettere da
   parte.
2. suddividere tutte le tagliatelle in blocchi da
   un pollice.
3. aggiungere la carne di manzo in una padella
   e cuocete attraverso la carne bovina non è
   più rosa, scolare il grasso in eccesso.
4. aggiungere la carne torna alla padella e
   condire con il pacchetto di condimento di
   funghi ramen, sate per 2-3 minuti.
   Rimuovere media dalla padella su un altro
   tovagliolo di ap.
5. aggiungere acqua alla padella e riscaldare
   all'ebollizione.
6. aggiungere tutti la pasta e le verdure
   surgelate, timo, aglio in polvere e il pollo
   restante condimento i pacchetti.

7. portare ad ebollizione, poi abbassate al simmer.
8. coprire il tegame e fate cuocere dolcemente fino a quando la pasta è morbida.
9. aggiungere il manzo nuovamente con le tagliatelle e mescolare.
10. servire con pane caldo.

Giorno 3:
Colazione ricette

Maionese, uovo e pancetta patate

Ingredienti:

750 gr di patate (1 ½ libra)

250 grammi di maionese (1 tazza)

1-2 scalogni o 1 cipolla media

6 uova

5 fette di pancetta, tritato

Una piccola manciata di prezzemolo tritato

Aceto

Zucchero

Sale e pepe

Preparazione:

Portare un pentolino con acqua in ebollizione, mettere le uova in e far bollire per 10 minuti. Togliere immediatamente le uova e mettere in una ciotola con acqua ghiacciata.

Quando è freddo, togliere i gusci e le uova del cubo. Tagliate la cipolla.

Lessare le patate: mettere le patate in una pentola e coprire con acqua. Coprire con il coperchio e il calore.

Portare in ebollizione, abbassare la fiamma e far bollire finché sono teneri.

Scolare le patate e far loro vapore spento per circa 10-15 minuti, o fino a che freddo abbastanza per trattare.

Pancetta: Mettere un po' olio in una padella su fuoco medio-alto.

Soffriggere la pancetta tagliata a pezzetti.

Assemblare l'insalata: tagliare le patate a cubetti di circa 1 cm (1/2 pollice).

Mescolare la mayo, aceto, cipolla e zucchero. Mescolare le patate, uova, bacon e quasi tutto il prezzemolo tritato.

Condire con poco sale e pepe.

Mescolare e cospargere il prezzemolo rimasto.
Posto insalata in frigorifero per un paio
d'ore.

Pranzo ricette

Sostanziosa zuppa di pollo e verdura

Penserete che questa minestra bollito
lentamente tutto il giorno, ma ci vogliono
solo trenta minuti per la preparazione.
Refrigerare gli avanzi in frigo fino a tre
giorni o in freezer per un massimo di un
mese, così avrai sempre alcuni a portata di
mano per un pasto veloce.

Ingredienti:

• 1 cucchiaino di olio extra vergine di oliva

• 1 cipolla gialla media, tagliata a dadini

• 1 carota grande, sbucciata e tagliata a dadini

• 1 gambo di sedano, sbucciate e tagliate a
dadini

- 2 (6 once) disossate, senza pelle petti di pollo, tagliato a pezzi 1-inch

- 1 zucchina media, tagliata a dadini

- 2 giallo a dadini squash,

- 1/2 tazza tritate il prezzemolo fresco, più extra per guarnire

- 1 cucchiaino tritato origano fresco

- 1 cucchiaino tritato fresco basilico

- 1/2 cucchiaino di sale

- 1/4 cucchiaino pepe nero macinato fresco

- 2 tazze di brodo di pollo

Preparazione:

In una grande padella, scaldare l'olio di oliva sopra il calore medio-alto. Aggiungere la cipolla, carota e sedano e soffriggere, mescolando spesso, per 5 minuti. Aggiungere il pollo e continuare a rosolare per altri 10 minuti, mescolando spesso.

Aggiungere quindi le zucchine e la zucca, il prezzemolo, origano, basilico, sale e pepe.

Soffriggere per 5 minuti, ridurre il calore a
medio e versare il brodo. Coprire e cuocere
per altri 10 minuti.

Per servire, mestolo in ciotole e guarnire con
prezzemolo aggiuntiva.

Ingredienti per 2.

Cena ricette

Carne di manzo e fagioli Chili porzioni: 4

Ingredienti:

1 (15,5-once) può fagioli neri, sciacquati e
scolati

1 (15,5-once) può fagioli rossi, sciacquati e
scolati

pomodori tagliati a cubetti 2 (14,5 once) lattine

1 birra in bottiglia (12 once)

1 mandrino di manzo disossate lbs., tritato

1 cipolla gialla grande, tagliata a dadini

1 cucchiaino di aglio tritato

2 cucchiai di concentrato di pomodoro

2 cucchiai di polvere di peperoncino rosso

Pizzico di cayenne

Preparazione:

1. unire gli ingredienti: in un fornello lento.

2. mescolare bene poi coprire lo slow cooker.

3. cuocere a fuoco basso per 7-8 ore o a fuoco alto per 4 o 5 ore fino a quando la carne è cotta attraverso.

4. servire il peperoncino caldo guarnito con cipolla rossa tagliata a dadini e formaggio tagliuzzato.

Giorno 4:
Colazione ricette

Muffin alla crusca

Ingredienti:

6 tazze di cereali, crusca di tutte le

2 tazze di acqua bollente

4 grandi uova, sbattute

3 tazze di latte, 2%

1 tazza di olio d'oliva

4 tazze di farina di frumento, grano intero

1 tazza di farina di soia, mescolata

3 cucchiaini di lievito

5 cucchiaini di bicarbonato di sodio

1 ½ tazze di zucchero

1 cucchiaino di sale

Indicazioni stradali:

1. Preriscaldare il forno a 400 gradi F.

2. in una ciotola capiente, aggiungere acqua bollente a cereali.

3. lasciate riposare per qualche minuto.

4. aggiungere le uova, latte e olio. Mescolare bene e mettere da parte.

5. in un'altra ciotola, mescolare le farine, lievito in polvere, bicarbonato di sodio, zucchero e sale.

6. mescolare insieme le due ciotole. Mescolare bene l'impasto.

Pranzo ricette

Fettuccine con pomodori e Pesto

Pieno di pomodori maturi e basilico fresco, questo piatto è l'essenza dell'estate. Mantenere le salse di pomodoro più pesanti per l'inverno e rendere questo vostro caldo Vai alla cena. Se fate il pesto in anticipo, è un modo veloce e delizioso per avere una cena rilassante dopo una giornata intensa.

Ingredienti:

- fettuccine di grano 1 libbra

- 4 pomodori di Roma, a dadini

- 2 cucchiaini di pomodoro

- 1 tazza di brodo vegetale

- 2 spicchi d'aglio, tritati

- 1 cucchiaio di origano fresco

- 1/2 cucchiaino di sale

- 1 tazza imballato foglie di basilico fresco

- 1/4 di tazza di olio extravergine di oliva

- 1/4 di tazza di parmigiano grattugiato

- 1/4 di tazza di pinoli

Portare una grande pentola di acqua a ebollizione a fuoco alto e cuocere le fettuccine secondo le istruzioni del

pacchetto fino al dente (ancora un po'
ferma). Scarico, ma non risciacquare.

Nel frattempo, in una grande padella, unire i
pomodori, pomodoro, brodo, aglio, origano
e sale e mescolare bene. Cuocere a fuoco
medio per 10 minuti.

In un frullatore o robot da cucina, unire il
basilico, olio d'oliva, parmigiano e pinoli e
amalgamare bene.

Mescolare il pesto nella miscela di pomodoro.
Aggiungere la pasta e cuocere, mescolando
spesso, fino a quando la pasta è ben
rivestito e riscaldato attraverso.

Servire subito.

Cena ricette

Medaglioni di pollo avvolto in pancetta

Ingredienti:

• 1 ½ lb un petto di pollo senza pelle disossato

• 8-10 fette di pancetta affumicata grezza

• ½ cucchiaino di paprica

- ½ cucchiaino di peperoncino in polvere

Salata e pepe q.b.

Preparazione:

1. Preriscaldare il grill a calore elevato e poi ridurre a medio-alta.

2. tagliare i petti di pollo in due o tre grossi pezzi.

3. condire il pollo con sale e pepe qb poi polvere con paprika e peperoncino in polvere.

4. avvolgere ogni medaglione con una fetta di pancetta e poi fissarlo in posizione con uno spiedino di legno.

5. mettere gli spiedini sulla griglia e cuocere per 3-5 minuti su ogni lato fino a quando cotto attraverso.

Giorno 5:
Colazione ricette

Frittelle soffici

Ingredienti:

1 ½ tazze di farina

3 ½ cucchiaini da tè di lievito

1 grande uovo, battuto

1 cucchiaio di zucchero

1 ¼ tazze di latte, 2%

3 cucchiai burro

3/4 cucchiaino sale

1 cucchiaino vaniglia estrarre

Indicazioni stradali:

1. Preriscaldare il forno a 350 gradi F.

2. in una ciotola, mescolare farina, lievito in polvere, uova, zucchero, latte, burro, sale e vaniglia insieme.

3. cucchiaio ad un mix di ¼ di tazza di pan a
   torta.

4. cuocere 1-2 minuti o fino a quando i bordi
   della bolla.

5. Capovolgere e cuocere 1-2 minuti più

6. è pronto a servire.

Pranzo ricette

Penne con verdure arrosto

Penne ha abbastanza peso per tenere la sua
   propria quando combinato con grosso
   ingredienti:. Accoppiato con verdure
   arrostite caramellate, rende un
   riempimento, un pasto nutriente.

Ingredienti:

• 1 grande butternut squash, sbucciate e
   tagliate a dadini

• 1 zucchina grande, tagliata a dadini

• 1 grande cipolla gialla, tritata

- 2 cucchiai di olio extra-vergine di oliva

- 1/2 cucchiaino di sale

- 1/2 cucchiaino pepe nero macinato fresco

- 1 cucchiaino di paprika

- 1/2 cucchiaino di aglio in polvere

penne integrali di • 1 libbra

- 1/2 tazza di vino bianco secco o brodo di pollo

- 2 cucchiai di parmigiano grattugiato

Preparazione:

Preriscaldare il forno a 400° F. Foderare una teglia con carta stagnola.

In una ciotola, mescolate le verdure con l'olio d'oliva, poi li sparsi sulla teglia. Cospargere le verdure con il sale, pepe, paprika e aglio in polvere e cuocere solo fino a forcella-tenero, 25-30 minuti.

Nel frattempo, portare una grande pentola di acqua a bollore su fuoco alto e cuocete le penne, secondo le istruzioni del pacchetto al dente (ancora un po' ferma). Scarico, ma non risciacquare.

Luogo 1/2 tazza di verdure arrosto e il vino o il magazzino in un frullatore o robot da cucina e amalgamare bene.

Mettere la purea in una padella capiente e calore fuoco medio-alto. Aggiungere la pasta e cuocere, mescolando, solo fino a quando riscaldato attraverso.

Servire la pasta e la salsa condita con le verdure arrostite. Cospargete con il parmigiano.

Cena ricette

Pollo con verdure grigliate

Ingredienti:

400 grammi di petto di pollo

1 zucchina

1 melanzana

1 carota

1 peperone

Basilico

Sale

Pepe

Olio

Preparazione

-Controllare le zucchine e le melanzane, tagliarle a fette nel senso della lunghezza e li arrosto su un piatto.

-Pelate la carota, anche tagliato a fette e arrosto su un piatto insieme ai peperoni.

-Sbucciate i peperoni, togliere il midollo e i semi e tagliate a listarelle, tagliare in questo modo anche altre verdure.

-Mettere le verdure in una ciotola, condire con olio d'oliva, sale e pepe e lasciar per cuocere per circa 30 minuti.

-Nel frattempo arrosto di petto di pollo su un piatto o in una padella.

-Lasciar raffreddare quindi aggiungere sale, tagliato a striscioline.

-Aggiungere il pollo alle verdure alla griglia, mescolare accuratamente e conservare in frigorifero per almeno mezz'ora.

-Aggiungete il basilico fresco e servite l'insalata di pollo con verdure grigliate nei piatti.

Giorno 6:

Colazione ricette

Frittelle di Blender

Ingredienti:

1 tazza di grano, cereali integrali

2 cucchiai di zucchero

1 ½ tazze di acqua

2 cucchiai di latte in polvere

1 cucchiaio lino semi, terra

1 pizzico di sale

2 cucchiaini di lievito

Indicazioni stradali:

1. Preriscaldare il forno a 350 gradi F.

2. in una grande ciotola, aggiungere il grano, lo zucchero e 1 ¼ tazze di acqua e frullare per 1 minuto.

3. aggiungere latte, lino semi, ¼ di tazza di acqua e sale. Frullare per un altro minuto.

4. aggiungere il lievito e frullare di nuovo.

5. goccia sulla teglia unta in pancake dollaro d'argento di dimensioni medie.

6. Capovolgere quando bolle iniziano a formarsi.

Pranzo ricette

Pollo intero arrostito erba

Per una cena di famiglia di fine settimana o una piccola cena, niente batte l'aroma e il fascino di un pollo arrosto croccante e dorato. Se ci sono solo uno o due di voi a casa, avere questo per cena una sera e godetevi gli avanzi in insalate, panini o piatti di pasta.

Ingredienti:

- 1 (3per 31/2-libbra) pollo di torrefazione
- 1 cucchiaio di olio extra-vergine di oliva
- 4 rametti di rosmarino
- 6 rametti di timo
- 4 foglie di salvia fresca
- 1 foglia di alloro
- 1 cucchiaino appena spremuto succo di limone
- 1 cucchiaino di sale
- 1/2 cucchiaino pepe nero macinato fresco

Indicazioni stradali:

Preriscaldare il forno a 400° F. Posto un rack all'interno di una grande vaschetta di torrefazione.

Strofinare l'olio di oliva in tutto il pollo. Come si fa, allentare leggermente la pelle sul petto per formare una tasca.

Far scorrere la metà dei rametti di rosmarino e
   timo sotto la pelle sul petto e mettere le
   foglie di salvia, foglia di alloro e rametti
   rimanenti all'interno della cavità.
Strofinare con succo di limone e condite con
   sale e pepe.
Arrosto fino a quando un instant-lettura
   termometro inserito nella coscia registra
   165° C, 50-60 minuti. Togliere dal forno e
   lasciar per riposare per 10 minuti prima di
   intaglio.

Cena ricette

Formaggio patate Ranch

Ingredienti:

lb 2 piccole patate rosse
1 (8 once) pacchetto crema di formaggio,
   ammorbidito
1 (10 3/4 oz) può crema di zuppa di patate
1 busta salsa ranch salad mix
1 c. shredded cheddar formaggio

Istruzioni

1. pulire le patate e tagliate in quarti

2. utilizzando una ciotola unire la zuppa, insalata e crema di formaggio poi mescolare il formaggio tagliuzzato.
3. aggiungere le patate in una casseruola e versare la miscela di crema di formaggio sopra patate.
4. impostare lo slow cooker il coperchio basso e cuocere per 7-8 ore fino a quando le patate sono morbide.

Giorno 7:
Colazione ricette

Tortillas di farina

Ingredienti:

2 tazze di farina

1 cucchiaino di sale

1 cucchiaino di bicarbonato di sodio

1 cucchiaio di strutto o margarina

½ tazza di acqua fredda

Preparazione:

Preriscaldare il forno a 350°.

Mescolare insieme tutti gli ingredienti: bene. Se la pasta si attacca alle mani, aggiungere più farina, 1 cucchiaino alla volta, fino a che non si attacchi.

Dividere l'impasto e formare delle palline delle dimensioni di palline da golf.

Appiattire le palle tra 2 fogli di carta oleata. Se si attaccano, li raschiare, aggiungere farina e ricominciare da capo. Appiattire a circa ¼-pollice di spessore.

Posizionare le tortillas su un ungreased teglia da forno e cuocere in forno per circa 2 minuti. Flip e cuocere per 2 minuti, o fino a dorare leggermente.

Pranzo ricette

Salmone al forno di Dilly

Salmone abbinato con aneto è un classico della cucina, ed è particolarmente delizioso preparati con un tocco di agrumi e un filo d'olio. Cottura del pesce in pacchetti di stagnola massimizza sapore e minimizza pasticcio.

Ingredienti:

- 4 filetti di salmone (6 once)

- 2 cucchiai di olio extra-vergine di oliva

- 1/2 cucchiaino di sale

- 1/4 cucchiaino pepe nero macinato fresco

- Succo di grande arancio di Valencia o
  mandarino

- 4 cucchiaini arancio o mandarino scorza

- 4 cucchiai aneto fresco tritato

Preparazione

Preriscaldare il forno a 375 gradi. Preparare
quattro 10-pollice-lungo pezzi di carta
stagnola.

Strofinare ogni filetto di salmone su entrambi i
lati con l'olio d'oliva. Stagione ciascuno con
sale e pepe e posizionare uno al centro di
ogni pezzo di stagnola.

Spruzzare il succo d'arancia su ogni pezzo di pesce e top con scorza di arancia 1 cucchiaino e 1 cucchiaio di aneto.

Cena ricette

Medaglioni di pollo avvolto in pancetta

Ingredienti:

- 1 ½ lb un petto di pollo senza pelle disossato
- 8-10 fette di pancetta cruda
- ½ cucchiaino di paprica
- ½ cucchiaino di peperoncino in polvere
- Sale e pepe q.b.

Preparazione:

1. Preriscaldare il grill a calore elevato e poi ridurre a medio-alta.
2. tagliare i petti di pollo in due o tre grossi pezzi.
3. condire il pollo con sale e pepe qb poi polvere con paprika e peperoncino in polvere.

4. avvolgere ogni medaglione utilizzando una
   fetta di pancetta e poi fissarlo in posizione
   con uno spiedino di legno.
5. mettere gli spiedini sulla griglia e cuocere
   per 3-5 minuti su ogni lato fino a quando
   cotto attraverso.

Pollo all'arancia alla griglia con Salsa di Mango

Ingredienti::

petto di pollo disossato senza pelle • 4
• 2 cucchiai succo d'arancia
• 1 cucchiai di olio d'oliva
Salata e pepe q.b.
• 1 mango maturo, snocciolate e tagliate a
   dadini
• 1 piccolo pomodoro, tagliata a dadini
• ½ tazza di cetriolo senza semi tagliato a
   dadini piccoli
¼ tazza di coriandolo fresco tritato

1. riscaldare il grill a fuoco alto, poi ridurre a medio-alta.
2. mescolate il succo d'arancia e olio d'oliva in una piccola ciotola.
3. condire il pollo con sale e pepe qb poi spazzola con la marinata.
4. Posizionare i petti di pollo alla griglia e cuocere per 10 minuti.
5. girare il pollo e il pennello nuovamente con la marinata.
6. cuocere il pollo per un altro 8-10 minuti fino a quando è cotto attraverso.
7. unire gli ingredienti rimanenti: in una ciotola e servire sopra il pollo caldo.

Giorno 8:
Colazione

Farina d'avena del Pan di zenzero
Ingredienti:

- 1 tazza di acqua
- ½ tazza di avena vecchio stile

- ¼ tazza non zuccherato ciliegie/cranberries (essiccato)
- 1 cucchiaino di zenzero in polvere
- ½ cucchiaino di cannella in polvere
- ¼ cucchiaino di noce moscata macinata
- 1 cucchiaio di semi di lino
- 1 cucchiaio di melassa

Preparazioni

1. in una piccola casseruola, mescolare tutte le acqua, avena, mirtilli o ciliegie, cannella e noce moscata.
2. Accendere calore medio-alto.
3. portare la miscela a ebollizione.
4. abbassare la fiamma e lasciate sobbollire.
5. lasciate che l'acqua essere ridotto o leggermente assorbente, di solito ci vogliono 5 minuti.
6. mescolare i semi di lino.
7. lasciare riposare per circa 5 minuti, coperto.
8. riempito con con melassa e servita.

Pranzo

Zuppa di verdure

Ingredienti:

400 gr di verdure miste

200 g di orzo perlato

1/2 cipolla

100 g di pancetta

1 litri di brodo vegetale

1 cucchiaino di lievito

Olio di sale

1 pacchetto di crostini

Preparazione

Mettere le verdure e l'orzo in ammollo per almeno 4 ore in acqua tiepida nella ciotola di verdure aggiungendo un cucchiaino di bicarbonato di sodio. Poi sciacquare sotto l'acqua corrente, scolare e mettere da parte.

Tagliare la cipolla e in polvere di pancetta cubetti e fate rosolare con un filo d'olio in una casseruola dal fondo spesso.

Aggiungere i fagioli sciacquati e svuotato
completamente di acqua e pane tostato per
qualche minuto, poi aggiungere il farro (un
tipo di grano decorticato, soprattutto farro
o farro, in genere utilizzato in insalate,
zuppe e contorni).

Mescolare il tutto e poi aggiungere il brodo
vegetale per coprire completamente le
verdure.

Mettere un coperchio e cuocere la zuppa di
verdure a fuoco medio per circa 40 minuti,
mescolando ogni tanto e aggiungendo altro
brodo quando ne avete bisogno.

Rimuovere il coperchio, aggiungere sale e pepe
e cuocere ancora qualche minuto.

Mettere sul fondo di ogni piatto di pane
tostato, quindi versare la minestra di orzo e
legumi.

Aggiungere qualche toast e quindi portare in
tavola la minestra fumante della casa.

Cena

Funghi alla Stroganoff

Ingredienti:

1 grossa cipolla gialla, tritata

8 once di funghi selvatici, affettati

8 once bianco funghi, affettati

4 spicchi d'aglio, tritati

4 cucchiai di farina di grano intero

3 cucchiai di aceto balsamico

1/2 tazza di latte di soia

1 cucchiaino di timo

16 once cotte fettuccine

Preparazione:

Scaldare una padella antiaderente a fuoco alto. Cuocere le cipolle per 3 minuti.

Aggiungete i funghi e aglio. Cuocere fino a quando i funghi cominciano a rilasciare i loro succhi. Cospargere la farina.

Mescolare fino a quando la farina è mescolata nel pozzo. Aggiungere il latte di soia e aceto, mescolando continuamente finché la salsa si è addensata.

Aggiungere il timo.

Servire la salsa calda sopra tagliatelle cotte.

Giorno 9:

Colazione

Crepes alla fragola gratuiti senza glutine

Ingredienti:

- 6 tazze di fragole (affettate)
- 2 cucchiai di zucchero o miele
- 4 grandi uova
- 1 tazza di latte di mandorla non zuccherato
- 2 cucchiai di olio d'oliva leggero
- 1 cucchiaino di Estratto di vaniglia
- 1 cucchiaio di zucchero di canna
- ⅛ cucchiaino di sale
- ¾ di tazza farina senza glutine (mix di cottura)

Preparazioni

1. mescolare le fragole con lo zucchero in un recipiente pulito.
2. lasciate riposare per 30 minuti a temperatura ambiente.

3. sbatti in uova, latte, olio di oliva, vaniglia, zucchero, zucchero chiaro e il sale in una ciotola di medie dimensioni fino a ben combinato.

4. unire la farina e mescolare bene.

5. calore una crepe antiaderente pentola, circa 8 o 9 pollici di diametro.

6. Versare circa ¼ di tazza di pastella nella padella.

7. Agitare e completamente cappotto l'antiaderente pan.

8. Capovolgere la crepe quando inizia a girare il colore marrone per cuocere l'altro lato. Questo di solito richiede 30-40 secondi.

9. l'altra parte dura 10 secondi.

10. essere vigile per evitare crepes bruciato.

11. posto su un piatto di portata.

12. cucchiaio un circa ½ tazza della fragola mix e posizionarlo al centro la crepe.

13. piegare la crepe in un semicerchio per coprire le fragole.

14. irrorare i succhi di frutta dal composto di fragole per più sapori.

15. servire e gustare.

Pranzo

Spinaci con salmone

<u>Ingredienti:</u>

1 filetto di salmone (5 once), cotto

1 tazza di foglie di spinaci

1 ⊡Coppa rosso uva

1 ⊡tazza di carote tagliuzzate

1 cucchiaio di mandorle affettate

mirtilli rossi 1 cucchiaio secco

Unire gli ingredienti: in una ciotola e godere.

Cena:

Stufato di carciofo

<u>Ingredienti:</u>

2 limoni piccoli, dimezzati, plus succo per
   guarnire

15 carciofini

1/4 di tazza di olio extra vergine di oliva

1 cipolla rossa, tagliata a fette sottili

fiocchi di peperoncino 1 cucchiaino

1/2 tazza di vino bianco secco

1 chilo di piselli freschi, sgusciate

4 mazzetti di scalogno, calotte di radice e
    bianchi e verdi tagliati a pezzetti 2 pollici

Sale q.b.

Pepe macinato al momento, q.b.

1 mazzetto di foglie di menta fresca

Indicazioni stradali:

Riempire una grande ciotola con acqua e
    spremere la metà del limone in esso.

Rimuovere e scartare le foglie esterne più dure dei carciofi e tagliare i gambi. Quindi tagliare i carciofi a metà e scoop lo starter. Come si lavora, immergere i carciofi tagliati a metà in acqua al limone.

In un forno olandese, scaldare l'olio di oliva sopra il calore medio fino a quando è caldo, aggiungere la cipolla e cuocere fino al morbido e traslucido, circa 4 minuti. Aggiungere il peperoncino, il vino, 1 tazza di acqua calda, i piselli e i carciofi scolati.

Coprire e cuocere fino a quando i carciofi sono appena teneri, 10 – 12 minuti. Aggiungere lo scalogno, coprire e ridurre il calore a lenta ebollizione. Cuocere fino a quando gli scalogni sono avvizziti e morbido, circa 4 minuti. Condire con sale e pepe nero.

Strappare le foglie di menta in pezzi e cospargere sopra lo stufato. Guarnire con un filo d'olio d'oliva e succo di limone. Servire tiepido o a temperatura ambiente.

Giorno 10:

Colazione

Frullato di lampone tè verde

Ingredienti:

• 1½ tazze di tè verde freddo

- 2 tazze di lamponi non zuccherati (congelati)
- 1 banana
- 1 cucchiaio di miele
- ¼ di tazza di proteine in polvere

1. con il vostro frullatore, mettere tutti gli ingredienti: e si fondono.

2. Posizionare nella vostra tazza preferita e godere.

Pranzo:

Stufato di riso integrale:

Tempo di preparazione: 15 minuti: tempo di cottura: 30 min max, porzioni: 4

Ingredienti:

1 tazza di riso integrale

1/2 tazza di pasta di noce

1/2 tazza di noci di acagiù incolla

1/2 tazza di pasta di mandorle

2 tazza di latte di cocco

1 cucchiaio di olio di Palma

Una manciata di coriandolo fresco

4 cipolle, tagliate a dadini

2 peperoncini rossi

Sale e pepe q.b.

1 cucchiaio di cumino

Indicazioni stradali

1. in una pentola a pressione, soffriggere il riso e cipolle

2. mescolare il fungo e i peperoncini

3. versare il latte

4. condite con sale e pepe

5. coprire e cuocere per circa 30 min

6. rilasciare la pressione e servire caldo

Cena

Costolette di maiale Auted

Ingredienti:

4 braciole di maiale

1 cipolla tritata

¼ di tazza di burro

1 cucchiaino da tè. sale

¼ di cucchiaino. pepe

pizzico di prezzemolo

goccia di aglio in polvere

½ tazza di peperone verde, tritato

Indicazioni stradali:

Preriscaldare la padella su fuoco alto per 3 minuti.

Soffriggere ' 1 trito di cipolla e ¼ di tazza di burro. Disponete le 4 costolette di maiale in padella, sopra il calore medio. Saute' per circa 1 ½ minuti, poi capovolgere le braciole di maiale.

Bagnare con 1 cucchiaino. di sale e ¼ di cucchiaino. di pepe, un pizzico di prezzemolo e una goccia di aglio in polvere. Quindi aggiungere ½ tazza di peperone verde tritato, sopra le costolette di maiale.

Ridurre calore e far cuocere fino a quando i peperoni sono tenera, circa 8 minuti.

Giorno 11:
Colazione

Ginger Apple Muffins

Ingredienti:

• 2 tazze di farina non specifica

• Coppa di ⅔ dei granelli di zucchero o sostituto dello zucchero

• 1 cucchiaio di lievito in polvere

• ½ cucchiaino di sale

• 1 cucchiaino cannella in polvere

• 1 cucchiaino di zenzero in polvere

• ¾ di tazza di latte di mandorla non zuccherato

• 1 tazza di mela sminuzzata

• ½ tazza di banana matura e purè

• 1 cucchiaio di aceto di sidro di apple

• ½ tazza di zenzero cristallizzato (finemente tritato)

Preparazioni

1. preparare il vostro forno di preriscaldamento e il 400° F.

2. è possibile usare le fodere di carta, o se si utilizza un muffin padella, ungetela leggermente.

3. in una ciotola di medie dimensioni, fondono insieme farina, zucchero, lievito in polvere, sale, cannella e zenzero.

4. mettere da parte e mescolare latte, mela, banana e aceto in una ciotola capiente

5. poi mescolare la miscela di farina fino a quando si mescola bene.

6. riempire il vostro muffin coppe in appena circa ⅔ completo.

7. iniziare la cottura per circa 15-20 minuti

8. Inserire uno stuzzicadenti al centro, se esce pulito, poi hai finito.

9. servire con il succo di frutta preferito e avere un giorno sano.

Pranzo:

Spaghetti con acciughe

Ingredienti:

-spaghetti ¾ lb

-5 acciughe di dimensioni medie

-Olio di oliva

-Conserve di pomodoro

Preparazione:

1. mettere le acciughe in un colino e immergere rapidamente in acqua bollente per allentare le pelli e rimuovere il sale.

2. pelle e ossa li.

3. tagliarle e mettere sul fuoco in una casseruola con una generosa quantità di olio e un po' di pepe.

4. do non lasciare bollire, ma quando sono caldi aggiungere due cucchiai di burro e tre o quattro cucchiai di succo concentrato di pomodoro fatto cucinare giù pomodori in scatola e strofinando con un colino. Lessare gli spaghetti in acqua che è solo leggermente salato e fare attenzione a non farlo diventare troppo morbido.

5. asciugare accuratamente e metterlo nel piatto caldo in cui è di essere serviti.

6. versare la salsa sopra gli spaghetti, e se hai lasciato quest'ultimo ininterrotta nella combinazione di stile italiano, sollevando gli spaghetti con due forchette d'argento, fino a quando la salsa è andato tutti attraverso di essa. Servire con formaggio grattugiato.

Cena:

Rochambeau di pollo

Ingredienti:

4 petti di pollo

4 fette spesse di pane tostato

4 fette spesse di prosciutto

4 bicchieri di vino rosso

1 vasetto di salsa di bearnease

1 bella manciata di prezzemolo tritato

Sale & pepe

1 limone

Preparazione

Bollire il limone, alloro, prezzemolo sale e pepe in due pollici di vino per dieci minuti prima di aggiungere il pollo Cuocere delicatamente fino a completa cottura.

Giorno 12:

Colazione

Pane di farina di mais

Ingredienti:

- Giallo farina di mais
- Secchi funghi
- Parmigiano-Reggiano
- Burro
- Crema
- Sale

Preparazione:

Il giorno prima di questo piatto è di essere serviti, cuocere farina di mais molto accuratamente con solo abbastanza acqua per renderla molto rigida. Rivelarsi cool in proprio la forma del piatto in cui ha cucinato.

Giorno successivo prendere questo piatto stesso, esso burro e cospargere con pan grattato. Tagliare la muffa della farina di granoturco in fette orizzontali ¼ di pollice di spessore. Disponete la fetta superiore nella parte inferiore del piatto cui si inserisce.

Punto con due o tre piccoli pezzi di burro e tre o quattro funghi secchi che hanno avuto acqua bollente versato su di loro e imbevuti di qualche tempo. Inumidire con crema e spolverare con parmigiano grattugiato.

Ripetere da affettare fino a quando la forma è completa. L'ultima fetta mettere solo due puntini di burro.

Mettere in forno moderato e cuocere tre ore. Se alla fine di questo tempo ci deve essere troppo liquido sulla parte superiore versare questo sconto da utilizzare per il condimento di qualche altro piatto, come gli spaghetti, riso o spaghetti e continuare la cottura finché il liquido non cessa di melma.

Pranzo:

Insalata di spinaci bistecca di fianco

Bistecca di fianco è un taglio particolarmente magro, che lo rende la scelta migliore per quei pasti occasionali quando volete servire carne rossa. Incorporandola in un insalata rende la carne e il vostro dollaro di generi alimentari, andare molto più lontano.

Ingredienti:

• bistecca di fianco 1 libbra

• 1 cucchiaino di olio extra vergine di oliva

• 1 cucchiaio di aglio in polvere

• 1/2 cucchiaino di sale

• 1/2 cucchiaino pepe nero macinato fresco

• 4 tazze foglie di spinaci baby

- 10 pomodorini, dimezzati

- 10 funghi cremini o bianco, a fette

- 1 piccola cipolla rossa, tagliata a fette sottili

- 1/2 peperone rosso, tagliato a fettine sottili

Preriscaldare il grill. Foderare una teglia con carta stagnola.

Strofinare la parte superiore della bistecca laterale con l'olio d'oliva, aglio in polvere, sale e pepe e lasciate riposare per 10 minuti prima di mettere sotto il grill. Cuocere per 5 minuti su ogni lato per mediamente cotta. Lasciare la carne a riposare su un tagliere per 10 minuti.

Nel frattempo, in una grande ciotola, unire gli spinaci, pomodori, funghi, cipolla e peperone e mescolate bene.

Per servire, dividere l'insalata tra 4 piatti piani. Affettare la bistecca sulla diagonale e mettere 4-5 fette in cima a ogni insalata. Servire con il tuo preferito vinaigrette. Ingredienti per 4 persone

Cena:

Gulasch ungherese:

Ingredienti:

2 libbre stufato di carne, tagliata a cubetti di 1"

1 cipolla grande, tagliata

1 spicchio d'aglio, tritati

1/2 tazza di ketchup

2 cucchiai di salsa Worcestershire

1 cucchiaio di zucchero di canna

2 cucchiaini di sale

2 cucchiaini di paprika

1/2 cucchiaino di senape secca

1 tazza di acqua

1/2 tazza di farina

Istruzioni

Aggiungere la carne tagliata a dadini e stufatura a
  un fornello lento e coprire con le cipolle
  affettate.

In una grande ciotola mescolare insieme la senape,
  paprica, sale, zucchero, Worcestershire sauce,
  ketchup e aglio. Mescolare con l'acqua e
  versare sulla carne.

Impostare il vostro fornello lento su
  un'impostazione bassa e cuocere per 8-9 ore.

15 minuti prima di servire attivare l'impostazione
  fornello ad alta.

Aggiungere la farina per una piccola quantità di
  acqua e mescolare accuratamente, aggiungere
  al composto di carne e mescolare.

Lasciare addensare per 10-15 minuti.

Servire con riso bianco caldo.

Giorno 13:

Colazione

Burrito della prima colazione

Ingredienti::

2 impacchi di lavash

4 uova intere

2 mazzetti di spinaci

1 pomodoro a dadini

affettate 1 tazza funghi taglio

1 spicchio d'aglio

sale

Peperoni

Olio di cocco o olio di vostra scelta.

Preparazione:

In una ciotola mescolare 4 uova, sale e pepe.
Mescolare bene con una frusta a fili. Mentre la
maggior parte ti sbatte uovo più soffice.

In una padella fate cuocere l'aglio, spinaci, funghi e
pomodoro con olio di cocco.

In una padella antiaderente cuocere l'uovo precedentemente sbattuto.

Quindi disporre il ripieno in involucro di lavash su e roll. Fissare il rullo con uno stuzzicadenti.

Pranzo:

Forno in camicia Cod:

Merluzzo è un pesce di ditta, mite che è una fonte formidabile di grassi omega-3. Prepara facilmente, assume i sapori degli altri ingredienti: prontamente e non è troppo costoso, quindi esso è particolarmente adatto ai novizi di frutti di mare. Se avete una padella forno-sicuro, questo è un pasto di uno-pentola che rende per pulizia facile.

Ingredienti:

• 4 (6 once) merluzzo Filetti

• 1/2 cucchiaino di sale

• 1/2 cucchiaino pepe nero macinato fresco

• 1/2 tazza di vino bianco secco

• 1/2 tazza pesce o brodo vegetale

- 2 spicchi d'aglio, tritati

- 1 foglia di alloro

- 1 cucchiaino tritato salvia fresca

- rametti di rosmarino 4 per guarnire

Preriscaldare il forno a 375 gradi.

Condire ogni filetto con sale e pepe e posto in una grande padella in forno o teglia da forno. Aggiungere il vino, stock, aglio, alloro e salvia e copertura. Cuocere fino a quando il pesce si sfalda facilmente con una forchetta, circa 20 minuti.

Utilizzare una spatola per togliere il filetto dalla padella. Posto il bracconaggio liquido alto calore e fate cuocere, mescolando spesso, fino a quando ridotto della metà, circa 10 minuti. (Farlo in una piccola casseruola se hai usato una teglia da forno.)

Per servire, mettere un filetto su ogni piatto e irrorate con il liquido di bracconaggio ridotto.

Guarnire con un rametto di rosmarino fresco.

Ingredienti per 4 persone.

Cena:

Cool Ranch pollo

Ingredienti:

petto di pollo disossato 1 1/4 lb

1 busta asciutto taco mix o in alternativa, 2 cucchiai di fatti in casa

1 busta mix secco salsa ranch o 1 cucchiaio fatto in casa

1 1/2 tazze di brodo di pollo

1 tazza di riso marrone

Indicazioni stradali:

1. in una piccola terrina unire il brodo di pollo, salsa ranch e mix di taco.

2. aggiungere il pollo in una casseruola e copritelo con miscela di brodo di pollo.

3. Accendere il fornello a un'impostazione bassa e cuocere coperto per 4 o 5 ore.

4. rimuovere il pollo dalla pentola e brandello con due forchette.

5. restituire il pollo alla casseruola e cuocere per 25-30 minuti.

6. aggiungere il riso in una pentola di acqua bollente; aggiungere un pizzico di sale a piacere e cuocere fino a quando il riso è morbido.

7. servire con tacos e riso integrale.

Giorno 14:

Pancake

Ingredienti:

2 1/2 tazze di farina (multiuso)

2 1/2 tazze di acqua

4 cucchiai di zucchero (granulato)

2 cucchiai di olio di canola

4 cucchiaini di lievito in polvere

1 cucchiaino di sale

In una ciotola capiente aggiungere i 2 1/2 tazze di farina, 4 cucchiai di zucchero semolato, 4 cucchiaini di lievito in polvere e 1 cucchiaino di sale e mescolare.

Aggiungere lentamente il 2 1/2 tazze di acqua e 2 cucchiai di olio di canola e mescolare a malapena. La miscela grumosa è da aspettarselo.

Scaldare una padella o una piastra con un po' di olio di canola su testa alta medio piccolo.

Mestolo la pastella sulla piastra calda o padella e consentire la seduta fino a quando i bordi diventano secchi e bolle forma verso il centro.

Delicatamente di girarle per dorare da altra parte. Servire calde con sciroppo d'acero insaporito.

Pranzo:

Piedini di pollo arrostiti balsamico

Ingredienti:

- 2 lbs. piedini di pollo grezzi

- 2 cucchiai di aceto balsamico

- 2 cucchiai di olio d'oliva

• 1 cucchiaio di polvere di cipolla

Salata e pepe q.b.

Preparazione:

1. Preriscaldare il forno a 375° F e Ungete un teglia di vetro.

Cena:

Pollo al forno Noodle Casserole

Ingredienti:

2 petti di pollo senza pelle disossati, tritati

Tagliatelle all'uovo 1 12-ounce bag

1 (10 once ¾) può crema di zuppa di pollo

Latte scremato

1 grande uovo, sbattuto

2 tazze di funghi affettati

1 ½ tazze di formaggio tagliuzzato

Istruzioni:

1. Preriscaldare il forno a 350° F (175° C).

2. unire il pollo e noodles in una casseruola.

3. versare la minestra in una ciotola e poi riempire la lattina di latte e versare in.

4. sbatti la zuppa e il latte nell'uovo poi aggiungete nella casseruola con i funghi.

5. coprire il piatto con la stagnola e infornare per 30-40 minuti fino a quando riscaldato attraverso.

6. scoprire e cospargere con il formaggio.

7. cuocere per altri 5 minuti o così fino a quando il formaggio si scioglie.

Giorno 15:
Colazione

Cialde di grano intero
Ingredienti:

2 tazze di farina di farro

4 cucchiaini di lievito

2 grandi uova, sbattute

1 ¾ tazze di latte, 2%

1/4 tazza di zucchero, crudo

1 cucchiaino di sale

1/4 cucchiaino di cannella,

1. Preriscaldare per cialde a fuoco medio.

2. in una grande ciotola, mescolare farina, lievito in polvere, uova, latte, zucchero, sale e cannella.

3. versare la miscela in cialde.

4. cuocere in forno fino a quando fatto su entrambi i lati.

Pranzo:

Stufato di manzo fornello lento

Ingredienti:

4 libbre disossate fondo tondo, tritato

3-4 cucchiai di farina

2 cucchiai di olio d'oliva

2 grosse cipolle gialle, tritate

2 tazze di carote tritate

4 tazze a dadini patate Yukon gold

1 pomodoro (6 once)

2 tazze brodo o brodo di manzo

1 tazza di vino rosso, secco

Sale e pepe q.b.

Istruzioni:

1. Scaldate l'olio in una padella capiente a fuoco medio-alto.

2. mescolate la carne con la farina, poi incorporatela alla padella – cuocere per 2-3 minuti fino a doratura.

3. unire il manzo, cipolle, pomodoro, carote e patate in un fornello lento.

4. mescolare il brodo di manzo e vino finché sono ben amalgamati poi coprire lo slow cooker.

5. cuocere a fuoco basso per 7-8 ore o a fuoco alto per 4 ore fino a quando la carne è cotta attraverso.

6. condite con sale e pepe a piacere e servire caldo.

Cena:

Cozze al vino bianco

Mitili bolliti in vino bianco è un piatto tradizionale servito tutto il Mediterraneo. È pronto in pochi minuti, molto impressionante e non può essere battuto per puro comfort quando servito con crostini di pane per fradicio i succhi di frutta.

Ingredienti:

• 4 chili cozze fresche, live

• 2 tazze di vino bianco secco

• 1/2 cucchiaino di sale marino

• 6 spicchi d'aglio, tritati

• 4 cucchiaini scalogno tagliato a dadini

• 1/2 tazza tritate prezzemolo fresco, divisa

• 4 cucchiai di olio extra-vergine di oliva

• Succo di limone 1/2

Istruzioni:

In un grande colino, strofinare e risciacquare le cozze sotto l'acqua fredda. Scartare le cozze che non chiudono quando TAPpata. Utilizzare un coltello per rimuovere la barba da ogni cozza.

In una grande pentola a fuoco medio-alto, portare il vino, sale, aglio, scalogno e 1/4 di tazza di prezzemolo a lenta ebollizione costante.

Aggiungere le cozze, copertura e simmer solo fino a quando tutte le cozze aperte, 5-7 minuti. Non cuocere troppo.

Utilizzando un mestolo forato, dividere le cozze tra 4 ciotole grandi, poco profonde.

Aggiungere l'olio d'oliva e succo di limone alla pentola, mescolare e versare il brodo sulle cozze. Guarnire ogni porzione con 1 cucchiaio di prezzemolo fresco rimanente e servire con un croccante, baguette integrale.

Ingredienti per 4 persone.

Capitolo 9 — Consigli per essere motivati

Piano di pasto sano necessariamente non deve essere complicato. Non si tratta di essere compatibile con tutte quelle diete strette e molto restrittive che potrebbero anche portare alla "modalità sopravvivenza" o carenze nutrizionali. Un piano di dieta sana è un piano di pasto che promuove il benessere globale con alimenti naturali ed è molto essenziale, semplice e facile da seguire.

Ecco sei consigli per seguire un piano di pasto di dieta sana.

1. non significa privazione

Avete provato diete in passato che si privano di alimenti, soprattutto quelli ad alto contenuto di carboidrati e grassi? È necessario valutare attentamente il vostro apporto calorico? Perdere peso e di essere sani non dovrebbe essere così. Ti meriti ancora tutte le leccornie di che cui siete abituati. Non tutti i carboidrati ed i grassi sono cattivi; alcuni sono necessari per il nostro organismo.

2. Ricordate sempre: tutto con moderazione

Non devi eliminare del tutto alcuni alimenti dalla vostra dieta. È terribile quando non sei in grado di godere di ciò che si mangia. Mangiare una varietà di cibi, ma solo alcuni alimenti con moderazione. Si può sempre mangiare frutta e verdura senza limiti. In questo modo, è ancora possibile includere tutto nella vostra dieta senza molto sforzo di evitare i tuoi cibi trigger.

3. fare un passo alla volta

Gli obiettivi dovrebbero essere raggiungibili e realistici. Variazioni di peso perdita e dietetico non dovrebbero essere drastica, ma piuttosto lento e costante. Grande successo proviene da piccoli miglioramenti. Iniziare con piccoli passi invece grandi salti che non sarà in grado di rispettare.

4. educare se stessi

Educare te stesso su nutrizione e quali cibi sono giusto per te e perche '. Saturi e grassi trans devono essere evitato, altrettanto bene i

carboidrati cattivi. Scegliere tipi biologici e
naturali di cibo.

5. integrazione di stile di vita

Rendere il mangiare sano ed esercizio di una
parte della vostra routine e la vita quotidiana.
Non dovrebbe essere difficile perché non sarete
costretti a rispettare determinate misure o
restrizioni.

6. motivare te stesso

Motivare te stesso con gli obiettivi e le
realizzazioni. Quando volete raggiungere i
vostri obiettivi, si lavora per essa. Quando
vedete i risultati nel tempo, si saranno ispirati a
sostenerlo e alla fine ottenere maggiori risultati.

Mangiare sano non è sui rigorosi metodi di
dieta, ma si tratta di scegliere il cibo giusto,
cambiare le tue abitudini alimentari e prestare
attenzione ciò che si mangia.

Capitolo 10: Esercizio di disciplina

Se uno sta cercando di attenersi a un esercizio di routine, concentrarsi sull'allenamento come un'opportunità per migliorare la capacità di disciplina di se stessi. Utilizzare i suggerimenti di seguito per usando la vostra routine di allenamento come un modo per integrare l'autodisciplina nella vostra vita e raggiungere lo sviluppo personale positivo.

Se non stai lavorando tanto quanto si desidera, o se hai smesso di esercitare per qualche motivo, è necessario iniziare l'allenamento nuovamente. Non importa cosa fai il primo giorno di salto a partire il vostro esercizio di routine, semplicemente mettere da parte il tempo per esercizio e trascorrere il tempo che facendo qualche esercizio fisico sia andare in palestra o fare una passeggiata.

Non includere attività che sono fisici, ma hanno altri scopi primari come parte della vostra routine di esercizio. Per esempio, se si pulisce la casa, non considerano tale attività come ottenere il vostro allenamento per la giornata.

Aggiungere gli allenamenti per la vostra routine per meglio raggiungere i vostri obiettivi di salute. Per esempio, se si sollevare pesi o fanno scricchiolii per rendere il vostro corpo a guardare bene, prendere in considerazione se si desidera includere cardio come parte della vostra routine di allenamento.

Evitare di mangiare di più quando hai fame dopo l'esercizio fisico al fine di massimizzare la capacità di raggiungere e mantenere gli obiettivi di gestione del peso. Semplicemente perché si sta esercitando non è necessario aumentare l'apporto calorico, a meno che non si è strenuamente formazione per ore al giorno.

Priorità alla formazione al fine di massimizzare il vostro potenziale di auto-disciplina. È possibile determinare facilmente se hai priorità attività prendendo in considerazione se si tende a ignorare il giorni di grande affluenza. Si consideri attività che non saltare anche nei vostri giorni più trafficati come mangiare o guardare la televisione e deliberatamente la priorità esercizio come una di quelle attività che fate indipendentemente da quanto sei occupato.

Uso la routine si può stabilire per l'esercizio come un mezzo per creare una routine per l'utilizzo dei vostri autodisciplina per raggiungere ulteriori obiettivi. Per esempio, una volta che hai sperimentato la pratica dell'autodisciplina da attaccare con una routine di allenamento, prova istituendo la stessa pratica per pulisce la vostra casa o pagare le bollette.

Includere la routine nella vostra conversazione per aiutare a mantenere la vostra motivazione. Comunicando il vostro impegno di autodisciplina attraverso l'esercizio può anche coinvolgere gli altri cercando di incorporare una routine dei loro propri. Si può anche imparare dagli altri come hanno contribuito a se stessi a bastone con il loro programma.

Se si tenta di aggiungere cinque minuti di allenamento al vostro esercizio di routine ogni pochi mesi. Aumentando gradualmente il vostro tempo che potrai migliorare i benefici per la salute è ottenere dall'esercizio, migliorando la vostra capacità di disciplina di se stessi.

Ascoltare quello che dici agli altri quello che stai facendo ed evitare di parlare di esso negativamente. Mentre molte persone esercizio, ci sono anche quelli che mutter e si lamentano. Invece di lamentarsi, si dovrebbe praticare parlando positivamente il vostro esercizio di routine, come parte del vostro approccio per sostenere i vostri sforzi all'autodisciplina.

Autodisciplina può essere una parte importante dello sviluppo personale, aiutandovi a massimizzare la capacità per raggiungere obiettivi specifici. Utilizzare i suggerimenti di cui sopra esercizio come mezzo di formazione voi stessi incorporare autodisciplina nel vostro approccio per auto-miglioramento.

Avremmo più energia - quando lavoriamo direttamente i nostri muscoli dà il nostro corpo e una spinta del cervello e stimola gli ormoni 'sentirsi bene'. Questo a sua volta dà il nostro umore e livelli di energia una Spinta.

Si bruciano grassi meglio - quando aumentiamo il nostro tono muscolare aumentiamo il nostro tasso metabolico che significa che bruciare più carburante (calorie) ogni minuto del giorno e della notte. Questo ci aiuta a perdere peso grasso in eccesso e poi mantenere quella perdita.

Abbiamo alleviando i livelli di alta sollecitazione - nostra vita moderna occupato è in esecuzione a tale un veloce ritmo spesso ci ritroviamo con più in alto di quanto dovrebbero essere i livelli di ormone dello stress (cortisolo). In questo modo la nostra salute a rischio come i livelli di ormone sbilanciato regolato la fase per la malattia impostare. Una persona continuamente sollecitata spesso ha livelli di grasso corporeo alta e tende ad immagazzinare il grasso all'interno e intorno alla zona addominale che è estremamente malsana.

Miglioriamo la nostra visione della vita quando siamo forti e in forma - quando abbiamo alcuni autodisciplina nella nostra vita che si riversa in molte altre aree della nostra vita e migliora la loro. Quando si fare promesse a se stessi e tenerli vi sentirete un senso di realizzazione e di orgoglio.

L'abilità di autodisciplina non è così popolare come ha usato essere. Molte persone credono che esso significherà ottenere dalla loro zona di comfort o è qualcosa per il paniere 'troppo duro'. Ancora l'autodisciplina di un paio di sessioni di allenamento ogni settimana in realtà vi darà più strumenti e il potere di ridurre i guasti in un sacco di altri obiettivi di vita.

Si può vedere che dare al tuo corpo il movimento fisico vigoroso che è stato progettato per è molto più che solo circa l'aspetto fisico. Avete altri obiettivi nella vita che si desidera per essere riuscito a - carriera, famiglia, relazioni o Hobby? Quando si pratica l'autodisciplina si svilupperà il miglior sistema di pilota automatico o controllo di crociera che si possa desiderare - qualcosa di così inestimabile che nessuna somma di denaro può comprare.

Capitolo 11: Warm up Routine di esercizio

È molto importante discutere perché si dovrebbe fare un riscaldamento di routine prima di impegnarsi in qualsiasi allenamento fisico esigente. Molte persone lavorano e ignorare ripetutamente andando attraverso i warm up fase prima di esercitare, completamente ignari delle conseguenze che ciò potrebbe portare.

Perché riscaldare? Una volta che il corpo si impegna in attività fisica subisce diverse modifiche: frequenza respiratoria e il flusso di sangue aumenta, più ossigeno ed energia è trasportati alle cellule. Il tasso di crescita dovrebbe essere lineare e preparare il corpo per lo sforzo fisico che i prossimi esercizi saranno messo su di esso. Se si lascia questa fase di preparazione, il vostro corpo funzionerà modo meno efficiente e non produrrà il vostro esercizio di routine buono come risultati come potrebbe. Scaldando lubrifica le articolazioni e scioglie i muscoli e si hanno meno probabilità di subire un infortunio. Dà anche il cuore di un periodo di adattamento molto bisogno di pompare sangue e sostanze nutritive ai muscoli.

Che cosa costituisce un buon warm up di routine? Fondamentalmente qualsiasi routine che rende il cuore batticuore più velocemente senza troppe tensioni sono un buon warm up di routine. Può semplicemente camminare o fare jogging... Se attrezzature cardiovascolari sono alle mani, come una cyclette o una macchina in esecuzione epileptical, è comodo utilizzarli. Avviare ad un ritmo moderato e poi lentamente aumentare il ritmo fino a quando il tuo cuore battere aumenti dei tassi e aumenti di temperatura del vostro corpo. Si noti che è molto importante che questo ritmo è relativo al tuo livello di forma fisica, che il warm up di routine dovrebbe lasciarvi eccitato; non si esaurisce.

Lavorare su una felpa leggera per circa 5 minuti e poi passare a stretching dinamico. Lo stretching aiuta a migliorare la flessibilità complessiva. Il tipo di stretching esercizio dipende da che tipo di allenamento intenzione di fare. Assicurarsi che i gruppi di muscoli principali sono allungati per minimo 10 secondi e tenere i piedi in movimento o esercitano le gambe per impedire la messa in comune delle gambe di sangue. Ricordate, solo allungare se hanno già scaldato i muscoli. Inoltre, non rimbalzano mentre stretching. Potrebbe portare ad una contrazione che, a sua volta, può provocare la rottura del muscolo o pull.

Ora che sono completamente riscaldando e allungato, è possibile iniziare l'allenamento principale, ma ricordate: è altrettanto importante per voi di lasciare il vostro corpo raffreddare dopo questa routine principale. Dovrebbe improvvisamente smettere di esercitare, sangue raccoglierà nel muscolo e bloccare la fornitura di ossigeno. Quando questo accade, i crampi sono l'ultima delle vostre preoccupazioni; in realtà si corre il rischio di avere un attacco di cuore. Si dovrebbe dare la stessa importanza di raffreddamento per quanto riguarda la fase di riscaldamento. Abklettern avviene praticamente alla stessa stregua di riscaldare, basta diminuire la frequenza o la velocità del vostro esercizio anziché incrementarlo

Esercizio è buono per la vostra salute se prendete tutte le precauzioni necessarie. In questo modo potrai non solo massimizzare i risultati del vostro allenamento, ma sarà anche sicuro e rimanere in buona salute.

Capitolo 12: Routine di allenamento settimanale

Al fine di ottenere il meglio di salute, è necessario essere realistici. Non è possibile raggiungere i vostri obiettivi durante la notte. Si dovrebbe essere disposti a lavorare sodo per esso. In media, si può perdere circa 1,5 libra una settimana se stai cercando di perdere peso. Attenersi a questo numero e troverete perdere peso un sacco di divertimento. Perdere peso non è di morire di fame. Tutto quello che dovete fare è seguire il giusto dieta e regime di esercizio. È anche possibile di premiare con il tuo cibo preferito, quando avete compiuto il vostro obiettivi. La tentazione è sempre lì, ma se sei determinato a perdere peso, non darà ad esso.

Si avrà bisogno del sostegno di amici e parenti. Per rimanere in buona salute, devi dire vostri cari sui tuoi obiettivi. La famiglia e gli amici in grado di fornire il supporto necessario e la motivazione per aiutarti a rimanere concentrato sui tuoi obiettivi. Voglie sarà sempre un problema. Nessuno è perfetto e se si commettono errori, non deve perdere la speranza. Sei che non la sola che lottano per mantenere un corpo sano.

Lo rendono un punto di avere pensieri positivi. Se non siete soddisfatti con i risultati, è necessario utilizzarlo per tendere meglio nei prossimi giorni o mesi. Trovare una dieta che funziona per voi. Si può anche parlare con un nutrizionista o un dietologo. Un esperto può progettare un piano di pasto che potete seguire se siete decisi a mantenere un corpo fisicamente sano e in forma.

Per ottenere la giusta motivazione per eseguire gli esercizi regolarmente, è necessario assicurarsi che tu ami l'allenamento. Come una persona di famiglia, c'è una necessità di accantonare una volta che è esclusivamente per voi. Questo servirà anche come il momento migliore per fare esercizi che ti terrà sano. Tenere traccia delle vostre calorie. Dovete ottenere la quantità raccomandata di calorie a seconda della vostra età o il genere. Tenete sempre a mente che quando si lavora, si arriva anche a bruciare calorie.

Divertirsi con il settimanale esercizio di routine è importante. Visualizzazione anche ti farà bene.

Appena messo questo modo - quando ci si allena, è possibile ottenere un corpo più sottile nel prossimo futuro. Infine, si può indossare il vostro abito preferito o il vestito. Lo rendono un punto di leggere riviste pure. Riviste di fitness vi terrà motivati.

La comunità online è inoltre molto favorevole quando si tratta di mantenere un sano e fisicamente in forma corpo. È possibile partecipare a Blog e forum per condividere le tue opinioni su un stile di vita sano. Le ricompense che si stanno andando a raccogliere se si esercita regolarmente sono difficili da ignorare, quindi rimanere motivati!

Tu vuoi che questo corpo non solo perché essa attirerà più ragazzi, ma perché si è malati di guardarsi allo specchio e non mi piace quello che vedi.

Prima di tutto, cerchiamo di essere onesti reale: lo stile di vita della media americana non si presta all'esercizio regolarmente. Quando esattamente dovresti a spremere gli allenamenti? Alle 6 del mattino prima di andare al lavoro? Alle 6 di sera quando si è stanchi morti dopo il lavoro? Alle 9 di sera quando si desidera solo per rilassarsi davanti al tubo del?

No, i nostri stili di vita moderni non includono molto tempo per l'esercizio, quindi anche se siete in grado di ritagliarsi un po' di tempo per esercitare, siete le nostre congratulazioni. È in realtà una mossa super-intelligente da parte tua. Si cercherà non solo migliore, ma anche vi sentirete meglio e dormire meglio. So che avete letto questo prima, ma è vero: i nostri corpi sono stati fatti per muoversi, almeno una parte del tempo. Seduta su quella sedia tutto il giorno non è certamente la migliore ricetta per salute mentale e fisica superiore. Si diventa più di ciò che dovrebbe essere come un essere umano, essendo come si allena un po'.

Così, il desiderio è lì, il calendario è stato creato e si è pronti per iniziare. Ora che cosa? Ecco alcuni dei consigli per aiutarvi a iniziare la tua nuova routine di allenamento:

1) far esercitare un affare sociale.

Più di una persona benintenzionata ha promesso di colpire il tapis roulant più volte a settimana. Potrebbe essere una di quelle persone forti che sono in grado di avere quel tipo di auto-disciplina per correre da soli nella vostra cantina, ma gli amici di allenamento maggior successo verranno dirà che avere persone intorno a voi quando ci si allena è fondamentale. Questo non significa che devi correre nel parco in breve pantaloncini proprio di fronte a tutti i vecchi sulle panchine. Vuol dire che probabilmente sarà più in grado di attaccare con la nuova iniziativa se si trova un partner di allenamento o iscriversi ad un club salute con classi che si possono prendere.

In molti di tali classi, sarà in grado di creare un sistema di responsabilità immediata che vi porterà indietro settimana dopo settimana. Il primo paio di volte che il tuo nuovo amico dice: "Dov'eri la scorsa settimana? Non intenzione di ottenere tutto quello che può su questo se venire a ogni altra sessione, "sarete molto più motivati che si sarebbe normalmente. Rendete la vostra routine di esercizio nuovo sociale. Trovare un partner jogging/a piedi, parte di un randello di salute, iscriversi in classe. Tutto questo vi aiuterà a compiere il tuo voto.

2) non esercitare eccessiva all'inizio

Non cercare di perdere 5 chili nel primo allenamento. L'errore che fanno molti nuovi fan di esercizio è andare troppo presto. In altre parole, non cercare di fare quello intero allenamento che hai scaricato da Internet la prima volta che si tenta di esso. Si diventa esausto e sarete irritati dalla testa ai piedi il giorno successivo. E allora cosa? Non vi sentirete come esercizio per 4-5 giorni, otterrete occupato nuovamente e la tua nuova routine potrebbe essere finito dopo un solo tentativo. Che non è molto di una routine!

Invece, fare circa 1/2 a 1/3 di qualsiasi routine che si adotta e il tuo lavoro. Un'altra conseguenza di lavorare troppo duro la prima volta o due è che è possibile trascinare per giorni dopo ed essere più vulnerabile alla malattia a causa della sua condizione indebolito. Chiedete in giro e vedere se qualcuno nel tuo ufficio può raccontare una storia su questo. Succede che tutte le persone di tempo lavorare duro, ottenere ammalato, poi stop. Sii paziente con te stesso e lavorare abbastanza per sentirsi stanco ma non dolorante. Peccare per eccesso di cautela. Hai un sacco di tempo per soddisfare le routine di allenamento di che Navy SEAL che trovato online. Non sei ancora in forma di sigillo! Concedetevi il tempo.

Seguendo questi due semplici passaggi, la tua nuova routine di esercizio ha molte più possibilità di successo. Renderlo sociale ma non esagerare all'inizio. Si sta puntando per risultati a lungo termine. Scendere ad un buon inizio è cruciale.

Capitolo 13: La guida per principianti a dieta Ketogenic efficace

Dieta chetogenica: Definito e spiegato!

La dieta chetogenica è una terapia dietetica che è molto ricco di grassi ed estremamente basso contenuto di proteine e carboidrati. In seguito la dieta chetogenica, assunzione di cibo e liquidi sono precisamente misurati e pesati. Fondamentalmente, ci sono tre cose che dovete fare quando si applica la dieta chetogenica:

☐ *Massimizzare l'assunzione di grassi*
☐ *Mangiare meno proteine*
☐ *Limitare l'assunzione di carboidrati*

In Ketogenic dieta, carboidrati buoni e carboidrati cattivi sono entrambi fuori dalla lista. Sì, dire addio alla vostra pasta, riso, pane, ecc e tutti gli alimenti amidacei. Tuttavia, limitando carboidrati significano anche si può prendere fino a 30g al giorno. Per esempio, una singola banana di medie dimensioni ha circa 30 grammi di granchi. Proteina può essere utilizzata solo in una limitata quantità.

Al contrario, si potranno consumare grasso – e prendete nota, ci sono un sacco di esso. L'idea è di rendere grassi la fonte primaria di energia del corpo. Come c'è un'assenza di carboidrati, i grassi vengono elaborati dal fegato e sono suddivisi in acidi grassi e 'Chetoni'. Il tuo corpo funzionerà quindi su chetoni, invece di glucosio. Il glucosio è il sottoprodotto di carboidrati. Per determinare, se il vostro corpo ha raggiunto uno stato di chetosi, si può eseguire test sangue o delle urine per verificare la presenza di chetoni. Un esempio di un kit di casa utilizzato da cheto-dieta è Ketostix, che è disponibile non quotato in borsa.

Aspetta, questo suona familiare?

Beh, si può avere confuso con la dieta di Atkins. Nella dieta Atkins, sarà anche necessario raggiungere chetosi all'inizio della dieta. Questa è la prima fase. Tuttavia, esso richiederebbe solo agli individui di entrare in uno stato' mite', ma consentirebbe ancora di più carboidrati rispetto alla dieta chetogenica.

L'inizio della dieta Ketogenic – è in realtà medica!

Sebbene le diete Ketogenic sembra una terapia relativamente nuova dieta come Paleo e Atkins, in realtà è stato intorno per quasi un secolo. La stessa dieta è stato originariamente utilizzata (ed ancora è) per trattare l'epilessia. La presenza di chetoni nel sangue aiuta a sopprimere i grippaggi fra gli individui epilettici. Si noti che anche i bambini piccoli sono stati sottoposti a dieta Ketogenic. È stato progettato da dottor Russel Wilder presso la Mayo Clinic nel 1924. Tuttavia, nonostante l'efficacia della dieta chetogenica, è diventato obsoleto a causa dell'aumento di farmaci anti-sequestro nel 1940.

Come dieta Ketogenic promuovere la perdita di peso

Dott. ssa Susan Kleiner, un consulente di nutrizione superiore che ha lavorato con atleti di primo piano dell'Olimpo da NBA e NFL accennato che, al fine di raggiungere lo stato di chetosi, è necessario ottenere il 90% della vostra assunzione di calorie da grassi. Il restante 10% possono essere derivato da proteine e carboidrati. Verdure possono essere consumate con moderazione. Così, come un basso a nessuna dieta carb può promuovere la perdita di peso?

Abbastanza ironico, il corpo perde peso a causa della vostra massiccia assunzione di grassi quando si fa questa forma di terapia dietetica. Quando il vostro corpo è in stato di chetosi, il grasso corporeo viene utilizzato come fonte principale di energia. Inoltre, se si diminuisce l'assunzione di carboidrati, si deve imparare a sopprimere il suo desiderio per loro. Questo aiuta anche nel processo di perdita di peso. Un altro motivo perché si perde peso abbastanza rapidamente nella dieta Ketogenic è perché il vostro peso di acqua diminuisce pure. Carboidrati pesano tre volte il loro peso normale in acqua. Quando si eliminano carboidrati nel vostro sistema, si arriva anche a perdere un sacco di quelli peso di acqua. Inoltre, il contenuto di grassi da avocado, uova, formaggio e noci anche tendono a schiacciare voglie.

Capitolo 14: Di là di perdita di peso: capire i benefici della dieta chetogenica

Così, perché salire sul carrozzone di dieta chetogenica? Si potrebbe chiedere quanto a perché dopo tutti questi anni, dieta Ketogenic è rimasto rilevante nonostante tutte le altre terapie di dieta esistente fino ad oggi. Il motivo – scienza e salute. Le opere di dieta Ketogenic modo sono sostenuta dalla scienza ed sono stata usata per scopo medico per quasi un secolo. Infatti, oltre a utilizzare questa terapia per aiutare i pazienti epilettici, la dieta chetogenica è similarmente allo studio per il suo potenziale nel facilitare il malato di cancro. Ora, diamo un'occhiata più da vicino i benefici differenti che è possibile ottenere possibilmente con dieta chetogenica.

7 migliori benefici della dieta Ketogenic

Beneficio #01: Esso zaps la vostra fame. Sul serio!

Fare la dieta spesso si traduce in far sentire infelice perché tendono a cedere a loro fame le persone. È perfettamente normale per affrontare fame intensa dopo un intenso una dieta. Tuttavia, con la dieta chetogenica, il basso contenuto di carboidrati per no-carb dieta funziona realmente perché la mancanza di carboidrati riduce naturalmente l'appetito. Alcuni studi hanno anche scoperto che quando la gente si abitua a mangiare più grassi, hanno la tendenza a mangiare una quantità molto inferiore di calorie. Lo stesso concetto compare anche nel giornale americano di nutrizione clinica nel 2007. Secondo lo studio, uno dei maggiori vantaggi della dieta Ketogenic è che permette una drastica riduzione dell'apporto calorico che anche, in cambio, drasticamente Elimina la fame ravenous

Beneficio #02: Persone hanno perso peso velocemente grazie al stato di chetosi.

Che riducono il contenuto di carboidrati nel corpo è uno dei modi migliori ed efficaci per perdere peso. Ci sono stati parecchi studi dimostrando come dieta low-carb tende a facilitare la perdita di peso meglio e più velocemente di una dieta a basso contenuto di grassi. In realtà, perdere peso attraverso la dieta low-carb è 2 - 3 volte più velocemente che con dieta povera di grassi. Quando ti sarai sbarazzato di glucide, si tende anche ad eliminare l'acqua in eccesso del corpo. Quando si eliminano carboidrati, si abbassano automaticamente i livelli dell'insulina e il rene inizia a eliminare il sodio eccessivo che aggiunge peso al corpo. Spargimento di peso può essere visto in più presto la prima settimana di stato di chetosi.

Beneficio #03: Si perde grasso addominale veloce

Una grande porzione del grasso nel corpo è memorizzata nella cavità addominale e questo è chiamato il grasso viscerale. Questo grasso viscerale tende anche a presentare sugli organi e sangue. Peggio, causa l'insulino-resistenza, infiammazione e disfunzione metabolica anche che aziona l'aumento di peso. Con dieta low-carb, grassi viscerali sono persi. Questo aiuta anche a ridurre i rischi di sviluppare il diabete di tipo 2 e problemi cardiaci.

Beneficio #04: Addio trigliceridi e HDL Ciao

Quando il medico ti dice che il tuo livello di trigliceridi tende a picco fino, vuol dire che hai un alto livello di molecole di grasso nel sangue. Questo aumenta anche i rischi di malattie cardiache. Queste molecole di grasso tendono ad aumentare quando si consumano troppi carboidrati, soprattutto fruttosio. La dieta Ketogenic è efficace nel ridurre il livello di triglieridi e di conseguenza mantiene il tuo cuore da rischi di sviluppo di patologie.

HDL, d'altra parte, è anche considerato il buon tipo di colesterolo. Per mantenere basso il livello di HDL alto e il colesterolo LDL (colesterolo cattivo), cambiamenti nella dieta sono essenziali. HDL unità principalmente il colesterolo dal corpo inviandoli al fegato dove vengono elaborati o espulso dal sistema. Alti livelli di HDL sono sinonimi di migliore salute del cuore.

Beneficio #05: Abbassa il livello di insulina e di zucchero nel sangue

I diabetici soffrono di altamente il livello di zucchero nel sangue causato dall'eccessiva zuccheri semplici che entrano nella circolazione sanguigna. Quando il livello nel sangue aumenta, aumenta anche il livello di insulina. Per le persone con un normale livello di zucchero nel sangue, il loro corpo è più reattivo quando insulina inizia a normalizzarlo nuovamente. Tuttavia, per le persone con diabete, tendono a diventare insulino-resistenti. Ciò significa che la glicemia non risponde per l'aumento del livello di insulina. Questo potrebbe danneggiare il corpo a lungo termine. Il modo migliore per ridurre il livello di zucchero nel sangue è riducendo drasticamente l'assunzione di carboidrati. Questo è possibile con la dieta Ketogenic. Ketogenic rinomato ricercatore e professore di medicina Dr. Eric Westman ha trattato diversi diabetici con l'approccio Ketogenic. Parte del suo processo di trattamento è di ridurre il dosaggio di insulina per quanto 50% il giorno 01. In uno dei suoi studi, circa il 95% dei diabetici di tipo 2 coinvolti nel suo studio è riuscito a ridurre o eliminare completamente l'uso di loro medicinale ipoglicemizzante in soli 6 mesi.

Beneficio #06: Low-carb a no-carb dieta è il miglior trattamento conosciuto per combattere sindrome metabolica

La sindrome metabolica si riferisce alla condizione medica che comprende altre malattie come l'ipertensione o pressione sanguigna elevata, bassi livelli GDL, alto livelli di trigliceridi, obesità addominale, eleva il livello di FBS e diabete. Tutti questi possono essere migliorati mangiando una dieta low-carb.

Beneficio #07: Dieta Low-carb può essere utilizzato come una forma di terapia per disturbi cerebrali

Non è tutto su metabolismo dopo tutto. Una grande parte del cervello può anche masterizzare chetoni – oltre a glucosio. Questo accade quando una persona prende troppo poco carboidrati o durante l'inedia. Ecco perché Ketogenic è usato per trattare l'epilessia, specialmente per quegli individui che non rispondono molto bene ai farmaci anti-sequestro. In uno studio, oltre la metà dei bambini coinvolti nella ricerca che sono stati dati la dieta Ketogenic hanno avvertito una riduzione massiccia crisi epilettiche. Circa 16% di questi bambini anche riuscito a diventare grippaggio-libero. Allo stato attuale, la dieta chetogenica è anche essere utilizzato per studiare il suo effetto sulla malattia di Parkinson e di Alzheimer.

Va bene, si conosce il principio dietro Ketogenic e suoi benefici sulla salute enorme. Quindi, quali sono le prospettive? Vieni a conoscere il cibo che avete bisogno di mangiare ed è necessario rimuovere dal tuo elenco di generi alimentari. Andare alla pagina successiva ed essere informati.

Capitolo 15: Il Keto dieta - cosa mangiare e cosa fossa

La chiave per una dieta chetogenica successo è riuscire a padroneggiare ciò che si può mangiare e che cosa dovete dire 'addio' per. A parte le limitazioni sull'assunzione di carboidrati, è necessario automaticamente sbarazzarsi di tutti gli alimenti e qualsiasi alimento che contiene coloranti, conservanti e aromi artificiali. Anche quello che dovete capire è che la dieta Ketogenic è non solo perdere peso, ma anche adottando uno stile di vita migliore e molto più sano a lungo termine.

Gli alimenti si può mangiare liberamente e moderatamente

MANG

IARE LIBER AMEN TE!		
Grassi sani	**Grassfed animali**	**Verdure non amidacee**
• Mon oinsaturi (macada mia, olio di oliva, avocado) • Satu rata (grasso d'oca, grasso d'anatra, burro, olio di cocco, strutto, burro chiarificat o) • Poli nsaturi Omega 3S (frutti di mare e pesci grassi)	• Fratta glie (carni di organi come il fegato e intesti no nutriti di erba • carne nutriti di erba (es. manz o, capra, cervo e agnell o), • pesce pescat o & frutti di	• gambo di sedano, cetriolo, zucca di estate asparagi, germogli di bambù • verdure a foglia verde (es. bietola, lattuga, radicchio, bok choy, spinaci, bietola, erba cipollina) • verdure crocifere quali cavolo, cavolo rapa, ravanelli

	mare • pascol avano maial e e polla me, uova pascol avano , ghee, gelati na e burro	
MANG IARE CON MODE RAZIO NE!		
Funghi, frutta e verdure	Fonti animali alimentati a cereali più pieno di grassi prodotti lattiero-caseari	Condimenti
• alcu ne cruc ifer e	• manz o, polla me, uova	• dolcifica nti artificiali • prodotti del

(cavolo cavolfiore, bianco e verde, i cavoletti di Bruxelles, cavolo rosso, broccoli, finocchi, rape) • castagne d'acqua mare verdure, tacc	• prodotti lattiero-caseari (yogurt bianco pieno di grassi, ricotta, panna, panna acida, formaggio) – si noti che i prodotti etichettati "basso contenuto di grassi	pomodoro come ketchup e pasta • addensanti come la gomma del xantano e polvere arrowroot • cacao, polvere di cacao e carruba in polvere, cioccolato fondente • attenzione alle gomme da masticare senza zucchero e zecche - alcuni di loro hanno carboidrati

ole, okra, germogli di soia, fagioli di cera, glob o o carciofi francesi, • peperoni melanzane, pomodori, • alcuni ortaggi a radice	sono solitamente confezionati con amido e zucchero • pancetta ma senza conservanti o nitrati	

• noc e di cocc o, oliv e raba rbar o		

Noci e semi	Alimenti con carboidrati medio	Prodotti di soia fermentati
• noci macadamia • semi di canapa • noci pecan, semi di lino, mandorle, noci, nocciole, semi di sesamo, pinoli, semi di zucca, semi di girasole, • noci del Brasile • basso contenuto di selenio	• ortaggi a radice (radice di sedano, carota, barbabietola, • pastinaca e dolce patata) • pistacchio e noci di acagiù, le castagne • anguria, meloni, Cantalupo e Galia	•se mangiato, solo non OGM e prodotti di soia (Natto, Tempeh, salsa di soia o di cocco paleo-friendly aminos) fermentati •Edamame (fagioli di soia verde),

		semi di soia nere - non trasformat i

AVVISO BANDIERA ROSSA! Top alimenti da evitare

Ora che avete un'idea su quale cibo si può mangiare, è anche altrettanto

1. **tutti i cereali** – anche quelli considerati come 'intero' pasto o carboidrati buoni. Questi includono avena, orzo, riso, orzo, grano, bulgur, amaranto e chicchi germinati. Patate bianche e quinoa dovrebbe anche essere evitati. Anche il cibo che è fatto dai grani dovrebbe essere completamente evitato (ad es. pizza, cracker, pasta e pane). Zuccheri e altre forme di dolci sono anche parte della lista di fossa. Dire addio a gelati, budini, bevande analcoliche, zucchero da tavola e sciroppi.

2. **grassi raffinati.** – Anche se la chiave per raggiungere chetosi è consumando un sacco di grassi, raffinato outs automaticamente non sono inclusi. Esempi di questi sono semi d'uva, transfat, semi di cotone, colza, girasole, olio di mais e soia.

3. **alimenti** – questi coprono tutti i cibi contenenti MSG come prodotti alimentari della proteina di siero di latte. Carragenina, glutine di frumento e solfiti dovrebbero anche essere evitati.

4. **fabbrica di allevamento di pesce e carne di maiale.** – Questi prodotti contengono n alti livelli di acidi grassi omega 6 che sono altamente infiammatori. Pesci che sono allevato in fabbrica sono anche ad alti contenuto di PCB.

5. **edulcoranti.** – Questi dolcificanti contenenti sucralosio, aspartame e saccarina ignite voglie.

6. **latte (ad eccezione di latte crudo e intero).** – Questi prodotti lattiero-caseari non contengono i batteri buoni piu ', ma possono avere determinati ormoni a seconda della fonte. Inoltre, il latte tende ad essere più difficili da digerire. Per dieta chetogenica, può essere assunto solo una piccola quantità di latte intero.

7. **tropicale frutta.** – Frutta come ananas, papaya e mango è considerati frutto di alto contenuto di carboidrati. Evitare di uva e mandarini, troppo. Anche se il succo di frutta fresco è ricco di vitamine e minerali, è necessario evitare anche come contiene una quantità enorme di acqua zuccherata. Un paio di datteri secchi e uva passa può essere mangiato.

8. **gli alimenti che sono etichettati come 'zero calorie', 'basso contenuto di grassi', o 'low carb'** – un buon esempio di questo è la dieta bibite e bevande. Queste bevande contengono dolcificanti artificiali e possono ancora essere ad alte contenuto di carboidrati.

9. **dolce bevande alcoliche** come vino dolce, aromatizzato birra, cocktail, ecc dovrebbe anche essere evitato a tutti i tempi. Questo non è negoziabile.

10. **soia prodotti, prodotti** base di glutine di frumento e prodotti confezionati inBPA-foderato contenitori non sono buoni per la salute e sono raccomandati per essere eliminata quando si segue la dieta Ketogenic.

Un rapido controllo su bevande regole

Sapendo cosa mangiare è una cosa, e sapendo cosa bere è un altro. Acqua, come previsto, può essere assunto in qualsiasi momento. Allo stesso modo si può bere caffè nero o caffè con latte di cocco o crema con liberamente. Non c'è anche nessuna restrizione nell'assunzione di tè nero o erbe. D'altra parte, vino rosso/bianco secco possa essere prese solo in una piccola quantità. Si può prendere solo quando si è già 'mantenere' il peso di idea. Tuttavia, se siete ancora in fase di promozione della perdita di peso, è meglio evitare questi vini completamente. È inoltre necessario evitare succhi di frutta, bevande gassate, latte di soia, latte, vino dolce, aromatizzato birra, cocktail completamente.

La questione ora è – come ti assicuri che mangiate solo la minima quantità di carboidrati a raggiungere la fase di chetosi? Beh, debbono prevedere con la conoscenza del contenuto di carboidrati dell'alimento comune. È ora di girare la pagina adesso!

Capitolo 16: Conoscenza di carboidrati netti per principianti

Se siete nuovi a dieta chetogenica, si desideri farti conoscere con i carboidrati netti in ogni tipo di cibo che consumiamo normalmente. Certamente può essere un po' difficile da memorizzare tutti questi, ma si otterrà il blocco di esso, una volta che si avvia a diventare più consapevoli di ciò che si mangia.

Carboidrati netti di verdure

Fonte di cibo	Dimensione della dose	Carboidrati netti in grammi
asparagi	150 g	2.7
Bok choy, affettato	1 tazza	0.8
broccolo, tritato	150 g	6.1
cavolo (rosso)	150 g	7.9
cavolo (bianco)	150 g	5

cavolfiore	150 g	4.5
gambo di sedano	3 medio	1.6
verdi del cavolo riccio, affettati	1 tazza	0.8
cetriolo	150 g	2.2
melanzane (melanzane)	150 g	3.5
aglio	1 spicchio	0.9
fagioli verdi	150 g	6.4
Kale (Ricci)	150 g	5.4
Kale (italiana buio-foglia)	150 g	2.1
lattuga (affettato, medio)	1 tazza	0.5
funghi, marrone	150 g	5.6
funghi, bianchi	150 g	3.4

cipolla bianca (tagliata a fette)	¼ di tazza	2.2
peperoni (verde)	1 pezzo-120 g	3.5
peperoni (rosso)	1 pezzo-120 g	4.7
zucca di estate (zucchine)	150 g	3.2
Bietola da coste Svizzera, affettato	1 tazza	0.8
pomodori, tagliati	1 tazza	4.8
zucca invernale (zucca)	150 g	9

Carboidrati netti di prodotti di origine animale

Fonte di cibo	Dimensione della dose	Carboidrati netti in grammi

Burro	1 cucchiaio	0
Formaggio (difficile)	30 g	0.4
crema (grasso)	¼ di tazza	1.6
crema di formaggio (grasso)	¼ di tazza	1.6
Uova	1 pezzo (grande)	0.7
carne e pesce	150 g	0
carni di organi, fegate (media)	150 g	3
gamberi (cotti)	150 g	1.4

Carboidrati netti di noci e semi

Fonte di cibo	Dimensione della dose	Carboidrati netti in grammi
Mandorle	30 g	2.7

anacardi	30 g	7.6
semi di Chia	1 cucchiaio	0.4
nocciole	30 g	2
noci di macadamia	30 g	1.5
Noci pecan	30 g	1.2
pistacchi	30 g	4.9
semi di zucca	30 g	1.3
semi di girasole	30 g	3.2
Tahina	1cucchiaio	1.8
Noci	30 g	2

Carboidrati netti di frutta

Fonte di cibo	Dimensione della dose	Carboidrati netti in grammi
Avocado	1 pezzo da 200 g	3.7
More	½ tazza	3.1
mirtilli	½ tazza	8.9

lamponi	½ tazza	3.3
fragole	½ tazza	4,7

Netto di carboidrati di condimenti e contorni

Fonte di cibo	Dimensione della dose	Carboidrati netti in grammi
farina di mandorle	¼ di tazza	2.2
latte di mandorla (non zuccherato)	¼ di tazza	0.3
aceto di sidro di Apple	1 cucchiaio	0.1
cocco aminos	1 cucchiaio	1
farina di cocco	¼ di tazza	3.2
latte di cocco	¼ di tazza	1.6

latte di cocco (crema)	¼ di tazza	2.7
cioccolato fondente (85%)	30 g	5.7
Eritritolo	1 cucchiaio	0.5
lino pasto	¼ di tazza	0.6
Senape	1 cucchiaio	0.7
Olive	30 g	0.2
psillium hush polvere	¼ di tazza	1.4
crauti	¼ di tazza	0.5
Spiriti	1 jigger	0
Stevia (gocce)	¼ di cucchiaino	< 0.1
passata di pomodoro	1 cucchiaio	5.7
vino (rosso, secco)	1 bicchiere	6
vino (bianco,	1 bicchiere	6

secco)		

Cosi, ora avete un'idea di quanto carboidrati ogni alimento ha, puoi iniziare a elaborare il proprio piano di pasto. Per aiutarvi con esso, è possibile controllare i successivi capitoli dove sono presenti ricette chetogenica per vostra comodità e la guida. Sei pronto a fare il grande passo? Vostre ricette colazione sono solo una vibrazione della pagina via! Buon divertimento!

Capitolo 17 colazione squisita chetogenica idee

Ketogeneic frullati Overload

Ricetta #01: frullato di burro di arachidi

Ottenere il vostro 1 misurino al gusto cioccolato-siero proteine in polvere, burro di arachidi iperproteico-2 cucchiai, 1/3 tazza di panna e una tazza di acqua. Si fondono insieme per 20 secondi. Godere di questo gustoso trattare la mattina con solo 5 grammi di carboidrati netti.

Ricetta #2: Fatto in casa Keto Frappucino

Per gli amanti del caffè, questo è per voi. Estratto di miscela una tazza di caffè freddo, 1 cucchiaino di vaniglia, 1/3 tazza di panna. Se si preferisce per renderlo un po' più dolce, aggiungere un paio di cucchiai di sciroppo di caramello – assicurarsi che è senza zucchero. Iniziate la giornata con questo chetogenica Coppa-di-joe con solo 5 grammi di carboidrati.

Ricetta #3: Fragola plus Sage rinfrescante frullato

Aggiungere 1 tazza di latte di cocco non zuccherato, 2 cucchiai di panna, 1 foglia di salvia e 5 medie bio fragola in un frullatore. Mescolare insieme per 20 secondi. Aggiungere un cucchiaio di vaniglia senza zucchero a piacere. Non c'è bisogno di preoccuparsi per l'assunzione di carboidrati come questo ha solo 5 carboidrati netti in totale.

Ricetta #4 Peppermint e spinaci combo

Ecco un'altra ricetta frullato rinfrescante con solo 5 carboidrati netti. Miscela un pf di tazza di mandorle o noci di acagiù latte (senza zucchero), 1 misurino di polvere di proteina di siero di latte aromatizzato choco, una manciata di spinaci baby e ¼ di cucchiaino di Estratto di menta. Non dimenticare di includere 4 pezzi di cubetti di ghiaccio. Miscela di distanza!

Ricetta #5: Cocco cremoso frullato di fragole

Miscela di latte di cocco 1 tazza non zuccherato, 5 pezzi di grandi fragole surgelate bio, 4 cucchiai di panna e, infine, 2 cucchiai di sciroppo di zucchero-libero di vostra scelta (ad es. mandorle, ecc di vaniglia,). Iniziate la giornata con questa bevanda carb netto 5!

Ricetta #6: Uovo e crema Smoothie

Per provare questo buonissimo frullato con solo 3 grammi di carboidrati netti, preparare 2 grandi uova crude. ¼ di tazza di panna, 2 cucchiai di crema di formaggio, 3 cubi di ghiaccio e 1 cucchiaio di sciroppo senza zucchero. Frullare tutti gli ingredienti:. Bere immediatamente e godere!

Ricetta n. 7: Frullato di fragole cremosa facile

3 cucchiai di panna, 5 fragole bio, 1 cucchiaio di vaniglia senza zucchero o sciroppo di mandorla si fondono. Questa colazione chetogenica 3-ingrediente ha solo 5 carboidrati netti.

Ricetta #8: Salato caramello e noci di acagiù cremoso frullato

Yay! Una bevanda che ha solo 1 netto carb. Miscela 1 tazza non zuccherato anacardi/Mandorla latte, 1 tazza senza zuccherato latte di noci di acagiù, 1-2 cucchiai di sciroppo di caramello salato (assicurarsi che sia privo di zucchero) e 5 cubetti di ghiaccio. Aggiungere un pizzico di spezie torta di zucca per un po' di calcio di calore. Servire subito.

Ricetta #9: Choco-Orange Smoothie

Assetati di arancione? Provate questa ricetta e consuma solo 5 carboidrati netti. Miscela di distanza 1 tazza di latte di noci di acagiù, 1 misurino di polvere di proteina di siero di latte aromatizzato choco, una manciata di spinaci, cubetti di ghiaccio 3 e 1/8 di cucchiaino di Estratto di arancia!

Ricetta #10: DD-ispirato nocciola caffè Coolatta

Mescolare una tazza fredda caffè, 1/3 tazza di panna, 1-2 cucchiai di sciroppo di zucchero e 5 cubetti di ghiaccio di circa 6. Coronare con basso contenuto di carboidrati pesanti panna montata. Questa bevanda ha solo 5 carboidrati netti.

Colazione per i Champs chetogenica

Ricetta n. 11: Keto cereali

Ingredienti:

- burro ½ tazza di semi di girasole
- ¼ di tazza cuori di canapa
- 1 tazza triturata senza zuccherati cocco
- ¼ di tazza di latte di cocco
- 1-2 cucchiai di cacao in polvere
- ¼ cucchiaino di sale
- ½ tazza semi di chia
- ¼ di tazza di zucchero senza sciroppo d'acero
- ¼ di tazza di acqua

Passo:

1. per fare il burro di sole, mettere i semi di girasole in un robot da cucina e processo distanza per pochi secondi. Aggiungere cuori di canapa, cocco grattugiato, cacao in polvere, un po' di sale e processo per soli altri 3 secondi.
2. aggiungere il processo e chia semi della noce di cocco latte, sciroppo (acqua o stevia), per circa 7-8 secondi. Lasciate che questo sedersi per circa 15 minuti.

3. nel frattempo, preriscaldare il forno a 275 F. dividere l'impasto a metà. Ogni metà riempirà un vassoio. Anche la miscela fuori. Assicurarsi che si allineino il vassoio con carta da forno per evitare di attaccare. L'impasto deve essere di circa ¼ cm-pensare. Si può scegliere di utilizzare un mattarello prima di mettere l'impasto nel vassoio.

4. cuocere in forno per 15 minuti. Una volta freddo, tagliarlo in una piccola piazza.

5. servire con pieno di grassi yogurt o latte di cocco e top fuori con le bacche.

Ricetta n. 12: Facile e ventilato 5-ingrediente Cookie

Ingredienti:

• 1 ¼ tazze burro di sole senza zucchero

• 1 uovo grande

Swerve di • ⅓ tazza

• 1 cucchiaino bicarbonato di sodio)

• 2-3 cucchiaini di vaniglia in polvere

Alla seguente procedura:

• Preriscaldare il forno a 320F. Mescolare tutti gli ingredienti:. Assicurarsi che siano ben combinati.

• Usando la mano, creare alcune piccole palline di pasta biscotto. Porli su una teglia antiaderente.

• Cuocere per 12 minuti. Una volta cotto, lasciate riposare per 30 minuti per raffreddare. Godere. Questa ricetta fa 10 biscotti.

Ricetta n. 13: Uovo Muffin in una ricetta di Coppa

Ingredienti::

• Uova di grandi dimensioni (circa 6 pezzi) Turchia • Depilata (nitrato-free, circa 6 fette)
• Pepe rosso (3 cucchiai)
• Mozzarella formaggio Light
• 1/3 di tazza di spinaci baby
• 2 cucchiai di cipolla tritata
• Sale e pepe q.b.

Alla seguente procedura:

1. Ungere la latta/muffins con spray di olio d'oliva

2. avvolgere le fette di tacchino su muffin coppe per creare una tazza più grande

3. rompere le uova e aggiungerle sulla Coppa di Turchia

4. mettere la cipolla, pepe, spinaci e formaggio

5. aggiungere un pizzico di sale e pepe e 1 pezzo di base foglia

6. cuocere in forno per 10-15 minuti in forno

Ricetta #14: Palline di formaggio al pistacchio e pomodori secchi

Ingredienti::

• 1 confezione di 4 once di formaggio di capra di pomodori secchi

• 1/2 tazza pistacchi de-sgusciati

• Sale e pepe q.b.

Alla seguente procedura:

• Tagliare la tua capra formaggio in 7 fette. Formare palline con il tuo hand.s

• Schiacciare i pistacchi e aggiungere un po' di sale.

- Rotolare le palle di formaggio a vostra pistacchi per coprire completamente li. Buon divertimento!
- Godere!

Ricetta n. 15: Chetogenica uova strapazzate

Ingredienti:

- 3 uova di grandi dimensioni
- 1 cucchiaio di burro non salato
- Sale grosso e pepe nero terra

Alla seguente procedura:

- Utilizzare una forchetta per sbattere le tre uova in una ciotola.
- Sciogliere il burro in padella antiaderente media a fuoco basso. Versare le uova.
- Con una spatola flessibile resistente al calore, delicatamente tirare uova al centro della padella e lasciate le parti di liquide sotto il perimetro. Cuocere, muovendo continuamente le uova con la spatola, solo fino a quando le uova sono impostate, 1 1/2-3 minuti.
- Aggiungere un pizzico di pepe appena macinato e sale. Buon divertimento!

Ricetta #16: Chetogenica Monte Cristo Sandwich

Ingredienti:

- 6 Keto creme formaggio frittelle
- 4 fette di prosciutto
- 4 fette di tacchino
- 2 tazze shredded formaggio svizzero
- Low-carb / sciroppo senza zucchero

Alla seguente procedura:

Montare il panino impilando il pancake, prosciutto, formaggio, un'altra frittella, Turchia, un'altra frittella. Irrorare con lo sciroppo prima di servire. Buon divertimento!

Ricetta #17: crema di formaggio con burro zucca Pancake

Ingredienti: per il burro zucca

- 1/2 cucchiaio 100% zucca
- 3 cucchiai di burro
- 16/1 cucchiaino stevia nella raw

Ingredienti: per il pancake

- 2oz crema di formaggio

- 2 cucchiai di farina di cocco
- 2 uova
- Un pizzico di spezie torta di zucca

Istruzioni:

1. fare il burro zucca mescolando insieme il burro e la zucca. Forno a microonde per intervalli di almeno 10 secondi. Aggiungere la stevia.

2. creare le frittelle. Frullare insieme gli ingredienti rimanenti: fino a che liscio.

3. cuocere il pancake su una padella antiaderente unta di burro non salato. Cucinare ogni lato per circa 30 secondi o fino a quando leggermente marrone.

4. servite con burro zucca. Buon divertimento!

Ricetta #18: Trail Mix chetogenica cereali

Ingredienti:

- 1/2 tazza di keto cereali
- 1 grande fragola biologica
- Fiocchi di cocco

- 8 pezzi scuro arrosto cacao cioccolato mandorle
- Non zuccherato coco-Mandorla latte

1. Preriscaldate il forno a 350 gradi. Posto fiocchi di cocco su una teglia unta. Cuocere in forno per 5 minuti.

2. mescolare i fiocchi intorno per farli cuocere uniformemente.

3. Estrarre i fiocchi.

4. cospargere leggermente con cannella.

5. mettere in una tazza o una ciotola. Aggiungere latte di coco-mandorla, fragola, mandorle tostate. Godere.

Ricetta #19: crema di formaggio frittelle

Ingredienti::

- 2 oz crema di formaggio
- 1 cucchiaio di farina di cocco
- 2 grandi uova
- ½ cucchiaino di cannella
- 1/2 a 1 pacchetto di Stevia

1. Mescolare tutti gli ingredienti: fino a ottenere una pastella liscia.

2. riscaldare una padella antiaderente con burro non salato sopra il calore medio. È inoltre possibile utilizzare olio di cocco.

3. versare la pastella nella padella. Cuocere per circa 40 secondi su ogni lato.

4. top con sciroppo di acero senza zucchero. È possibile aggiungere 1 cucchiaino di burro, troppo.

Ricetta #20: Pancetta Weave

Questo è perfetto per la colazione, il pranzo o la cena! Bisogno di un sacco di pancetta qui.

1. Preriscaldare il forno a 400F. Prendete un pacchetto di pancetta e tagliare le strisce trasversalmente.

2. Ungere una teglia di cottura. Tessere insieme le strisce di pancetta. La dimensione dipende dalla vostra preferenza. Cuocere per 20 minuti a 400 gradi.

3. utilizzando una spatola, rimuovere il tessuto pancetta. Pat li giù un po' carta ciotola e lasciar per cuocere per 5-10 minuti.

4. è ora possibile creare qualcosa usando il tessuto di pancetta.

Capitolo 18: Buonissimo pranzo chetogenica idee

Ricetta #21 cavolfiore condito Cajun Hash

Ingredienti:

- 2 cucchiai di olio d'oliva o burro chiarificato
- 1lb al vapore e tritati cavolfiore
- 1/2 cipolla
- 2 cucchiai tritato aglio
- 1 cucchiaino condimento di cajun
- 1/2 peperone verde
- 8oz rasato rosso pastrami

Alla seguente procedura:

1. saute' il trito di cipolla in burro chiarificato o olio di oliva per cinque minuti su fuoco medio. Quindi aggiungere l'aglio e soffriggere per altri due minuti.

2. aggiungere il cavolfiore cotto a vapore e tritata e aggiungerlo nella padella e cuocere per circa 10 minuti fino a quando è leggermente marrone. Aggiungere il condimento di cajun. Mescolare bene.

3. aggiungere i peperoni verdi e pastrami tritato.

4. mescolate e fate cuocere per altri 5 minuti. Trasferire in una ciotola. Superiore con un sunny-side-up uovo e cospargere con altro condimento di cajun.

Ricetta #22: Panino del manzo di arrosto

Ingredienti:

- 4oz di roast beef

- lattuga

- senape

- Formaggio Gouda

Passo:

Montare il panino. È possibile aggiungere poche gocce di stevia o sciroppo senza zucchero per il gusto aggiunto.

Ricetta #23: Impressionante burro hamburger

Ingredienti:

- 1 lb 80% carne macinata

- 1 cucchiaio tritato aglio

- 1lb terra punta di petto

- 1 cucchiaio di strutto o burro chiarificato

- 1/2 panetto di burro tagliato in 8 fette

- 1 cucchiaio di condimento

- 2 cucchiai di maionese normale (fatti in casa o negozio comprato)

- 1 grande cipolla gialla

Alla seguente procedura:

1. mescolare la carne di manzo e la punta di petto insieme in una ciotola. Aggiungere aglio, pianura mayo, la scelta del condimento e mescolare bene. Formate 8 polpette con le mani.

2. creare piccole sacche e riempirli con burro e coprite nuovamente.

3. aggiungere 2 cucchiai di burro chiarificato in una padella antiaderente. Aggiungere tuo tortini a vostra padella su fuoco medio-basso. Cuocere ogni lato per circa 10 minuti.

4. eseguire il dump in alcune cipolle tritate, durante la cottura le polpette.

5. top tuo polpette con formaggio e farli sciogliere. È inoltre possibile aggiungere mayo sulla parte superiore.

Ricetta #24: Pizza di grano-libero chetogenica Mascarpon Broccoli

Ingredienti:

- 1 cucchiaio aglio olio d'oliva

- 1/3 tazza al vapore e tritati broccoli
- 1 tazza tagliuzzata pizza formaggio
- 1/4 di tazza di mascarpone
- 1 tazza triturata mozzarella fior di latte
- 1 cucchiaio di panna
- 1 cucchiaino tritato di aglio
- 2 cucchiai ghee
- 1/8 cucchiaino di limone pepe condimento
- 2 pizzichi di sale
- Depilata formaggio asiago q.b.

Alla seguente procedura:

1. aggiungere olio d'oliva in una padella su fuoco medio. Quindi, aggiungere la miscela di formaggio pizza al fine di formare un cerchio.

2. eseguire il dump la mozzarella in primo piano durante la creazione di un cerchio. Cuocere per 4 minuti finché non si crea una crosta. Far scorrere la crosta e lasciatelo raffreddare.

3. aggiungere la panna, aglio, limone, strutto o burro chiarificato e formaggio nella padella calda. Cuocere per 5 minuti. Mettere la metà di questa miscela sulla crosta.

4. aggiungere i broccoli per il rimanente impasto e cuocere per un altro 1 minuti.

5. aggiungere questa miscela alla pizza. Top con formaggio asiago.

#25: ricetta Insalata di interwebz et Bleu di pancetta

Ingredienti:

- 1/3 di tazza spessore bleu formaggio
- 4 tazze di tagliatelle zucchine
- 1 tazza di spinaci freschi
- 1/3 di tazza sbriciolato bleu formaggio
- 1/2 tazza sbriciolato pancetta

Alla seguente procedura:

Sbollentare le tagliatelle zucchine e gli spinaci. Top wit sbriciolato pancetta. Gettarvi il gorgonzola sbriciolato e spessa bleu formaggio. Buon divertimento!

Ricetta #26: Fragola dolce e piccante interwebz balsamico

Ingredienti: per l'insalata:

- 1 tazza tagliatelle di zucchine

- 1 pezzo grande fragola

- 1 cucchiaio formaggio di capra alle erbe

- 1 cucchiaio pistacchi

Ingredienti: per il condimento:

- 4 fragole

- 2 cucchiai di avocado olio

- 2 cucchiai di aceto balsamico di alta qualità

- 1/2 cucchiaino tritato aglio

- Sale e pepe q.b.

Alla seguente procedura:

1. lanciare l'insalata ingredienti: insieme in una ciotola.

2. mescolare la medicazione ingredienti: insieme fino a renderlo cremoso in coerenza.

3. mescolare il condimento per l'insalata. Godere.

#27: ricetta Insalata di Cobb

Ingredienti: per l'insalata:

• 100 gr di prosciutto crudo

• 30 grammi di formaggio blu

• 30 grammi di formaggio blu

• 4 pomodorini

• 2 uova sode

• 2 tazze di lattuga tritate grossolanamente

• ½ avocado tagliato a dadini

• 2 fette di pancetta di Turchia

Ingredienti: per il condimento:

• 1 cucchiai di olio d'oliva

• 1 cucchiaino di succo di limone

• 1 cucchiaio di aceto di sidro di apple

• 1 cucchiaino di senape di Digione

• Sale e pepe q.b.

1. cuocere il prosciutto in una padella, irrorata con olio. Affettare l'uovo. Metterli in una ciotola insieme a tutti gli altri ingredienti: di insalata.

2. Mescolare tutti gli ingredienti: per l'insalata. Frullare bene. Aggiungere sale e pepe a piacere.

3. unire tutti gli ingredienti:. Godere.

#28: ricetta Insalata di pollo succosa di Peri-Peri

Ingredienti::

• 2 tazze di spinaci baby

• Avocado

• Petto di pollo

• Basso sodio Bacon (1 pezzo)

• 1 cucchiaio di salsa Peri Peri

Alla seguente procedura:

1. cuocere il pezzo di pancetta in una padella fino a quando è croccante. Preparare il petto di pollo. Tagliarlo in piccoli bocconcini fette. Cucinare il pollo con il rimanente grasso di pancetta nella padella per 6 minuti.

2. tagliate l'avocado, tritare la pancetta e strappare gli spinaci. Metterli in una ciotola capiente.

3. aggiungere il pollo e la salsa di Peri Peri.

Ricetta #29: Ginger Bee

Ingredienti::

- 4 oz controfiletto, tagliata a strisce

- 1 piccola cipolla, tagliata a dadini

- 1 spicchio di aglio tritato

- 2 pomodori tagliati a cubetti piccoli

- 1 cucchiaino di zenzero

- 4 cucchiai aceto di mele

- 1 cucchiaio di olio d'oliva

1. la bistecca in una padella fate rosolare.
Quindi aggiungere la cipolla, l'aglio e pomodori
quando la bistecca è scottata su tutti i lati.

2. in una ciotola, mescolare lo zenzero e l'aceto.
Aggiungere sale e pepe a piacere. Versare il
composto in padella, mescolando per
combinare.

3. coprire la padella, girare il calore al livello
basso. Let è simmer sotto il liquido evapora.

Ricetta #30: Insalata di interwebz chetogenica balsamico fragole

Ingredienti: per l'insalata:

• 1 tazza tagliatelle di zucchine

• 1 fette fragola

formaggio di capra alle erbe 1 cucchiaio • che è
sbriciolato

• 1 cucchiaio pistacchi

Ingredienti: per il condimento:

• 4 fragole

- 2 cucchiai di aceto balsamico di alta qualità

- 2 cucchiai di avocado olio

- 1/2 cucchiaino tritato aglio

- 1/8 cucchiaino di sale

- 1/8 cucchiaino appena incrinato pepe

Alla seguente procedura:

1. lanciare l'insalata ingredienti: insieme in una ciotola.

2. sbatti la medicazione ingredienti: insieme fino a renderlo cremoso in coerenza.

3. mescolare il condimento per l'insalata. Godere.

Ricetta n. 31:100 % Cheddar crosta di Pizza

Ingredienti::

- 1lb manzo nutrito con erba terra

- 2 carne biologica non polimerizzato hot dog

- 1,5 tazze miscela mediana di 4-formaggio

- 1 cucchiaio organici thousand island dressing

- 1,5 tazze shredded cheddar

- 1/4 cucchiaio di paprika

- 1/4 cucchiaino di sale marino

- 1/4 cucchiaino di pepe nero

- 1 ☑ cucchiaino di aglio in polvere

- 1 tazza di tritato romaine

- 2 cucchiai giallo cipolle

- 1/4 cucchiaino Old Bay

- 2 cucchiai tritate aneto sottaceti

- 1/2 tazza grattugiato formaggio americano

- Senape q.b.

Alla seguente procedura:

1. sopra il calore medio in una padella media smaltata con olio d'oliva, aggiungere 1 tazza formaggio miscela uniformemente sopra la padella in un cerchio, poi il top, 1 tazza shredded cheddar. Anche loro fuori con una

spatola. Questo cuocere per 5 minuti e li sollevare i bordi per rimuovere la crosta di formaggio. Mettere da parte e lasciar per cuocere.

2. aggiungere un paio di cucchiai di thousand island dressing alla crosta.

3. nel frattempo, cuocere l'hamburger fino a quando sarà rosolata. Aggiungere i condimenti e 2 cucchiai d'acqua. Mescolare e lasciare sobbollire a fuoco bassissimo. Aggiungere il trito hot dog al mix. Cuocere per altri 5 minuti.

4. Posizionare la lattuga l tritato nella crosta terrestre. Tritare la cipolla, sottaceti e formaggio americano. Metterle da parte.

5. sopra la lattuga, aggiungere la miscela di carne e distribuiti in modo uniforme. Aggiungere i sottaceti tritati e cipolle.

6. irrorare con senape e ketchup e top it off con più formaggio tagliuzzato.

Ricetta #32: Tutti-Mexican Pizza sulla crosta del formaggio

Ingredienti: per la crosta:

- 1/2 tazza quattro miscela di formaggio messicano

- 3/4 tazza shredded cheddar formaggio

Ingredienti: per la carne di taco:

- 1/2 lb 85% nutriti con erba macinata

- 1/2 cucchiaio da tè affumicato paprika

- 1 cucchiaio di polvere di peperoncino rosso

- 1/2 cucchiaino di cumino macinato

- 1/2 cucchiaino di pepe nero

- 1/4 cucchiaino di aglio in polvere

- 1/2 cucchiaio da tè di rosa sale dell'Himalaya

Ingredienti: per il condimento:

- Salsa

- Tagliuzzato lattuga

- Shredded cheddar formaggio

- Mucchietti di panna acida

- Guacamole

- Pico de gallo

- Salsa piccante picante

Alla seguente procedura:

1. preparare la carne taco rosolare la carne di manzo e aggiungendo tutti gli ingredienti asciutti taco:.

Cuocere il tutto per 5 minuti e mettere da parte a raffreddare un po '.

3. preparare la crosta aggiungendo 2 cucchiai di olio d'oliva in una padella.

4. Posizionare la miscela messicana e il cheddar in cima una volta la padella in caldo.

5. cuocere per 5 minuti fino a formare una crosta di formaggio. Utilizzare una spatola per sollevarlo.

6. posizionarlo su un piatto e avviare topping con la carne e qualsiasi guarnizione di vostra scelta dall'elenco specificato.

7. buon divertimento!

Ricetta #33: Aglio zucchine Aglio e Olio

Ingredienti:

- 2 tazze tagliatelle di zucchine

- 1 cucchiaio aglio olio d'oliva

- 1 cucchiaio tritato Pepe rosso

- 3 cucchiai salato burro

- 1 cucchiaio di basilico fresco tritato

- 1/4 di tazza di parmigiano grattugiato

- 1 cucchiaio tritato aglio

- 1 cucchiaino di peperoncino

- 1/4 tazza Depilata formaggio Asiago

- Sale e pepe a piacere.

1. Fate sciogliere il burro, aggiungere un po' di olio d'oliva e aggiungere l'aglio sopra il calore medio. Aggiungere il peperone rosso e i fiocchi secchi Pepe e cuocere per 1 minuti. Lanciare il zoodles e cuocere per soli 2 minuti. Spegnete il fuoco.

2. trasferire il zoodles in un piatto, buttare i BASILICI e top con parmigiano. Aggiungi con formaggio Asiago, se lo si desidera.

Ricetta #34: Salsiccia plus Banana Pepper Low-Carb Pizza

Ingredienti::

• 1,5 tazze mozzarella fior di latte

• Tritato peperoncini

• 1 cucchiaio di aglio olio di oliva infuso

• 1/3 di tazza iperproteico-salsa di pomodoro

• Parmigiano grattugiato

• Decorazioni a scelta

Condimenti pizza/Italiano •

• 1/4 tazza formaggio della mozzarella

• sbriciolato salsiccia

• Cipolle bianche

1. Preriscaldate il vostro polli da carne a 500 gradi F.

2. creare una crosta di cottura la mozzarella su una padella calda unta. Una volta che inizia a sfrigolare, anche fuori per creare la crosta. Cuocere per circa 5 minuti. Aggiungere la salsa di pomodoro quando i bordi diventano marroni. Cuocere per altri due minuti. Farlo scorrere fuori e metterlo su un piatto

3. cuocere per circa 3-5 minuti mentre si scioglie e inizia a diventare scuro intorno ai bordi.

4. mettere il formaggio grattugiato. Aggiungere la pizza condimento pure. Top con la salsiccia, cipolle, peperoncini e mozzarella prima di metterlo in forno per soli 2 minuti.

5. lasciate riposare prima di tagliarlo.

6. buon divertimento!

Ricetta #35: Pollo zucchine e Broccoli zucchine

Ingredienti::

- 10 once zucchine (scavate)

- 5 oz Shredded Rotisserie Chicken

- 1 tazza di Broccoli

- 2 cucchiai di burro

- 3 once di formaggio Cheddar

- 1 gambo verde cipolla

- 2-3 cucchiai di panna

- Sale e pepe q.b.

Alla seguente procedura:

1. Preriscaldare il forno a 400F. Iniziare a preparare le zucchine tagliarle nel senso della lunghezza e scavare la carne. Lasciare la shell circa 1 pollice di spessore.

2. fondere circa 2-3 cucchiai di burro e versare loro sui gusci di zucchine e aggiungere sale e

pepe a piacere. Metterli in oltre e cuocerli per circa 2 minuti.

3. shred il pollo con una forchetta. Tagliare i broccoli a bocconcini. Aggiungere panna acida all'impasto. Mescolare bene e mettere da parte per il ripieno.

4. una volta che la zucca è cotta, li tolga lo spesso e riempirli con il pollo e ripieno di broccoli.

5. cospargere con una generosa quantità di formaggio. Metterli al forno per altri 25 minuti.

6. guarnire con cipolla verde e ricoprire con un'altra generosa quantità di mayo prima di servire.

Ricetta #36: Tonno e Avocado morsi

Ingredienti:

• 10 once conserve di tonno

• 1 mezzo Avocado

• 1/3 di tazza mandorle farina

- 1/4 tazza di maionese

- ½ tazza di olio di cocco

- 1/4 di tazza di Parmigiano

- 1/2 cucchiaino di aglio in polvere

- 1/4 cucchiaio di polvere di cipolla

- Sale e pepe q.b.

Alla seguente procedura:

1. scarico la lattina di tonno nd posizionare il contenuto in una ciotola. Aggiungere il formaggio, maionese e le spezie. Mescolare bene.

2. aggiungere l'avocado affettato alla miscela. Fare attenzione a non schiacciare.

3. formare alcune palle utilizzando questa miscela e dump sulla farina di mandorle.

4. riscaldare l'olio di cocco. Quando è abbastanza caldo, aggiungere le palline di tonno e friggerli. Togliere dalla padella e servirli con tuffo mayo.

Ricetta n. 37: Granchio chetogenica senza farina torta

Ingredienti:

- 1 chilo di polpa di granchio jumbo grumo

- 2 tritate finemente le cipolle verdi

- 1 uovo grande (preferibilmente bio)

- 1/4 tazza prezzemolo

- 1/4 tazza di coriandolo fresco

- 1 cucchiaino condimento di Old Bay

- 1 cucchiaino di salsa Worcestershire

- 1 cucchiaino di succo di limone

- 1/2 cucchiaino di polvere di senape

- 1/2 tazza di maionese fatta in casa

- Un pizzico di sale e pepe

- 2 cucchiai olio d'oliva leggero

Alla seguente procedura:

1. posto scelto carne di granchio in una ciotola. Quindi, aggiungere il prezzemolo. Coriandolo, cipolla, succo di limone, senape, Old Bay e salsa Worcestershire. Piegare la miscela senza rompere troppo la carne di granchio.

2. sbattere un uovo grande e aggiungere la maionese. Frullare bene. Versare delicatamente il composto di granchio. Coprire il recipiente con involucro di cucina e lasciarlo in frigo tutta la notte.

3. eliminare il liquido in eccesso. Formare con l'impasto in 6 torte di circa 3-3,5-pollici di diametro. Copra e refrigeri nuovamente

4. una volta pronti per essere cucinati, preriscaldare il forno a 200F.

5. aggiungere olio in una padella capiente e posto sopra il calore medio. Friggere la torta di granchio circa 3-4 minuti ogni lato fino a quando leggermente marrone. Mettere in forno per altri 10 minuti o fino a cottura ultimata completamente.

6. servire caldo

Ricetta #38: Chetogenica Quiche

Ingredienti:

• 1 ricetta Keto crosta di torta

• 350g di lombo di maiale tagliata a dadini

• 6 grandi fette di bacon, sausage

• 4 grandi uova, galline ruspanti o organiche

• 2 spicchi d'aglio, schiacciato

• ½ tazza di grasso crema di formaggio

• 1 tazza di formaggio cheddar,

• 1 cipolla rossa media

• ¼ tazza di tritato fresco erba cipollina o cipollotto

• 2 cucchiai ghee o lardo

• pepe nero macinato fresco

Alla seguente procedura:

1. preparare la crosta di torta Keto. Cuocere in forno per 12-15 minuti sopra 400F.

2. cuocere l'aglio e la cipolla con 2 cucchiai di burro chiarificato per circa 5 minuti.

Aggiungere la pancetta a fette finché sono croccanti e cuocere per altri 5 minuti. Aggiungere la lonza di maiale e cuocere fino a doratura sopra il calore medio.

3. mescolare la crema di formaggio e le uova. Condire con sale e pepe. Aggiungere una generosa quantità di formaggio cheddar. Aggiungere i cipollotti tritati. Mescolare bene.

4. Posizionare la carne di maiale cotta in crosta e versare il composto di uova. Stendere uniformemente con una spatola di legno.

5. cuocere per 25 minuti. Lasciate riposare per 5 minuti prima di servire.

Ricetta n. 39: Zuppa di cocco tailandese

Ingredienti: per il brodo

• 4 tazze di brodo di pollo

• 100 grammi crudo selvatici catturati gamberetti o carne di coscia di pollo crudo 100 grammi

- 30 grammi rosso cipolla, tagliata finemente

- 1,5 tazze di cocco latte intero

- 3 foglie di Lime Kaffir (trovati nei mercati asiatici) scorza di OR di 1 limone biologico

- 1-inch citronella fresco tagliato a fette o 1 cucchiaino essiccato citronella

- 3 o 4 secchi peperoncini Thai (o si può sostituire questo con Jalapeno)

- 1 tazza di coriandolo fresco

- 1-pollici pezzo di radice di zenzero fresco

- 1 cucchiaino di sale marino

1 cucchiaio di olio di cocco

- 30 grammi di funghi

Alla seguente procedura:

1. mettere tutti gli ingredienti: in una casseruola e cuocere molto leggermente 20 minuti. Impedirne l'ebollizione.

2. colare il coriandolo fuori e mettere sul retro il liquido nella padella.

3. portare il brodo torna lentamente a ebollizione, quindi aggiungere i gamberetti o pollo. Aggiungere l'acciuga o il pesce salsa. Dopo 5 minuti aggiungere i funghi e lasciate cuocere per altri 10-12 minuti.

4. aggiungere succo di limone prima di servire.

Ricetta #40: Pollo e Broccoli Casserole

Ingredienti::

• 2 cucchiai di olio di cocco

• 3 Coppe pollo cotto, sbranato

• 4 tazze cimette di broccoli freschi

• 2 uova biologiche

• 8 once funghi affettati

• 1 cipolla bianca media

• Sale marino e pepe

• 1 tazza brodo di osso di pollo

• 1 tazza di grasso di latte di cocco

• 1/2 cucchiaino di noce moscata, opzionale

1. Preriscaldare il forno a 350-400F. Ungere una casseruola e impostare da parte per un po' di tempo.

2. i broccoli a vapore, ma non cuocere troppo.

3. soffriggere la cipolla con olio di cocco e condire con sale e pepe. Aggiungere i funghi, pollo tagliuzzato e cipolle nella casseruola. Versare il brodo di ossa, uova, latte di cocco e la noce moscata. Aggiungere un pizzico di sale e pepe.

4. Posizionare la casseruola in forno e lasciare raffreddare per 10 minuti prima di servire.

Capitolo 19:12 deliziosa cena chetogenica

Ricetta #41: Zuppa di pollo Lime

Ingredienti:

• 1 libbra di cosce di pollo

• 8 oz pieno di grassi crema di formaggio

• 1 può di low-carb a dadini di pomodori

• 1 tazza di brodo di pollo

• 1 piccola cipolla, tritata

• 1 jalapeno

• Succo di 1 lime

• 2 cucchiai di coriandolo tritato (per guarnire, opzionale)

• 1 spicchio d'aglio, tritato

• 1 cucchiaino di sale

• 1 cucchiaio di pepe

Alla seguente procedura:

1. unire tutti gli ingredienti: in una pentola di coccio. Impostatela su alta per almeno 4 ore.

Cottura lenta può essere fatto anche. Farlo per 6 a 9 ore.

2. dopo la cottura, tagliuzzare pollo con due forchette.

3. servire con i tuoi fianchi. Includere qualche spicchio di lime e una spruzzata di formaggio cheddar.

Ricetta #42: Pesto di mandorle salmone

Ingredienti:

• 1 cucchiaio di olio d'oliva

• 1/4 tazza di mandorle

• 2 filetti di salmone atlantico 6 once

• 1 spicchio di aglio

• 1/2 limone

• 1/2 cucchiaino di prezzemolo

• 2 cucchiai di burro

• rosa 1/2 cucchiaino di sale dell'Himalaya

• 1/2 scalogno

• 2 manciate gratis

1. iniziare preparando il pesto di mandorle. Mettere i seguenti ingredienti: in un robot da cucina: olio d'oliva, aglio e mandorle. Impulso qualche volta fino ad ottenere una consistenza cremosa. Aggiungere il prezzemolo e il succo di mezzo limone. Aggiungere un pizzico di sale a piacere.

2. tempo per preparare il salmone. Filetti di salmone Pat asciugare. Stagione entrambi i lati con sale e pepe. Ungere la teglia con olio d'oliva e cuocere il salmone. Cucinare ogni lato per 4-6 minuti evitare che si asciughi.

3. aggiungere il burro nella padella e imbastire il salmone con esso per pochi minuti. Servire il salmone su un letto di frisee. Mettere una cucchiaiata di tuo pesto di mandorle preparata al top. Guarnire con scalogno.

Ricetta #43: Sriracha calce bistecca laterale

Ingredienti:
• 16 once di bistecca

- 2 cucchiai di olio d'oliva

- 1 cucchiaino di aceto

- sale

- pepe

- 1 calce

- 2 cucchiai sriracha

Alla seguente procedura:

1. stagione tutti i lati della bistecca con la generosa quantità di sale e pepe. Cuocere per 5 minuti su ogni lato per medie-raro.

2. coprire la bistecca con un foglio e lasciate riposare per 5 minuti. Nel frattempo, preparare la salsa. Basta spremere il lime fresco in una ciotola e mescolare con aceto e sriracha. Aggiungere un pizzico di sale e pepe. Aggiungere lentamente l'olio d'oliva mescolando.

3. affettare la bistecca sottilmente servire con asparagi arrosti. Servire con calce e sriracha salsa.

Ricetta #44: Zuppa cremosa anguria

Ingredienti:

- ¾ tazza seminato anguria blocchi

- 2 cucchiai panna acida organica

- ¼ di tazza lamponi

- ¼ di cucchiaino succo di limone resh

- 1 cucchiaio di sciroppo di vaniglia senza zucchero o dolcificante

- ¼ cucchiaino tritato menta fresca

- 1/2 tazza appena montata panna

Alla seguente procedura:

Frullare tutti gli ingredienti: fatta eccezione per la panna montata. Servire in una ciotola condita con panna e un pezzo di menta fresca.

Ricetta #45: Cosce di pollo al forno

Ingredienti:

- 4 cosce di pollo disossate

- 2 zucchine

ravanello daikon di • 1 tazza

- 1/2 tazza di carote

- 2 cucchiai di aceto balsamico

- 1-inchginger (tritata)

- 1/4 di tazza di olio d'oliva

Alla seguente procedura:

1. Preriscaldare il forno a 350° F.

2. organizzare le cosce su una teglia unta. Mettere le verdure affettate accanto il pollo.

3. preparare la salsa mescolando insieme il tuo olio d'oliva, aceto balsamico e zenzero macinato. versare una generosa quantità di questo composto sopra il pollo e verdure.

Condire bene con sale e pepe. Cuocere in forno per mezz'ora. Fare non overcook a questo può asciugare il pollo. Cuocere per altri 3 minuti.

4. servire e gustare!

Ricetta #46: Lonza di maiale senape cremosa

Ingredienti:

- 4 filetti di maiale 4 once.
- 1/4 di tazza di panna
- 1 cucchiaio di senape
- 1 cucchiaio rosa himalayano sale marino
- 1 cucchiaino di pepe nero
- 1 cucchiaino di paprika
- 1/2 tazza di brodo di pollo
- 1 cucchiaino di timo
- 1 cucchiaino aceto di mele
- 1 tazza di fagiolini
- Succo di mezzo limone

Alla seguente procedura:

1. stagione la lonza di maiale con sale, pepe, timo e paprika.

2. sear i lombi di maiale su entrambi i lati a fuoco alto per circa 2-3 minuti. Lasciateli stare.

3. deglassare la padella con brodo di pollo e cuocere su fuoco medio. Aggiungere un cucchiaio di aceto di sidro di mele. Versare la 1/4 di tazza di panna, mescolando continuamente. Lasciate sobbollire per circa 10 minuti.

4. spremere il mezzo limone e aggiungere il succo al composto. Aggiungere la senape dopo. Aggiungere la lonza di maiale alla miscela e trattarle con la salsa cremosa. Coperchio per 10 minuti.

5. servire con i fagioli verdi. Versare il composto sopra la carne di maiale.

Ricetta n. 47: Spaghetti Squash Lasagna

Ingredienti::

• 2 1/2 tazze zucca di Spaghetti (pre-arrostita per 20 minuti)

• 1lb organici erba alimentato carne macinata di manzo

• 1 tazza di parmigiano grattugiato

• uovo grande

• 1/2 cucchiaino di origano

• 1/2 cucchiaino di basilico

• 1 cucchiaino di peperoncino in polvere

• spicchi d'aglio tritato

• 2 tazze s di mozzarella

• 5 macina di sale marino

• macina di pepe fresco

salsa di pasta di • 3/4 stanze di medie dimensioni vaso basso contenuto di carboidrati

• 2 cucchiaini di peperoncino

1. arrosto la vostra zucca di spaghetti in forno per un'ora su 350F lasciate riposare 5 minuti dopo.

2. riscaldare il sugo per la pasta iperproteica e lasciate sobbollire per circa 10-15 minuti.

3. preparare le polpettine e friggetele in una padella con burro chiarificato o burro.

4. quando le polpette sono cotte in tutto, è necessario aggiungerli alla salsa di pasta.

5. Prendi la zucca arrostita e tagliate a metà. Scoop di carne e togliere i semi. Mettere da parte.

6. in una teglia, fare uno strato di squash, sugo, formaggio della mozzarella. Fare 2 strati degli ingredienti:.

7. cuocere in forno per 30 minuti a 350F.

Servire in shell squash. Coronare con altro formaggio.

Ricetta #47: Facile Keto Buffalo wings

Ingredienti::

• 6 alette di pollo

- 1/2 tazza calda salsa

- 2 cucchiai di burro

- aglio in polvere

- paprika

- polvere di cayenna

- Sale e pepe q.b.

Alla seguente procedura:

1. coprire le ali di pollo sottilmente con salsa rovente. Condirli con sale e pepe. Farle saltare bene. Refrigerare le ali di pollo rivestito per circa un'ora o due.

2. Accendere il vostro polli da alta. Stendere le ali di pollo al ripiano, così hanno uno spazio sufficiente tra loro per la fiamma raggiungere i lati. Cuocere per 8 minuti o fino a quando ben marrone.

3. preparare la salsa mescolando insieme la rimanente salsa calda e 2 cucchiai di burro non salato e posto sopra il calore medio. È possibile aggiungere cayenne e paprica.

4. una volta che le ali di pollo sono cotti, metterli in una ciotola e versate la salsa calda

sopra di loro. Lancio per rivestire in modo uniforme.

Ricetta #48 pollo Kiev

Ingredienti:

- 2 petti di pollo (6 once ciascuno)

- 4 cucchiai di burro

- ¼ di tazza cotenne di maiale

- 2 spicchi d'aglio

- 1/4 di tazza di farina di cocco

- prezzemolo

- 1 gambi di cipolla verde

- dragoncello

- sale, pepe

- 1 uovo

1. Preriscaldate il forno a 350F. Battere il vostro pollo per farli pensare. Stagione con loro con sale, pepe, dragoncello e prezzemolo tritato.

2. aggiungere 1 cucchiaio di burro non salato, cipolla e aglio tritato. Rotolare il pollo e fissare le estremità con degli stuzzicadenti.

3. coprire in cotenne di maiale tritato. Questo sarà il sostituto di pangrattato.

4. dragare il tuo pollo arrotolato nella farina di cocco e uovo sbattuto. Le cotenne di maiale sono rivestimento terzo.

5. mettere in frigorifero per almeno 1 ora.

6. friggere il pollo utilizzando olio di cocco per circa 5 minuti su ogni lato. Trasferirli in una teglia unta e cuocere per 2 minuti.

7. mettere il pollo in frigo per circa 30 minuti prima di friggerlo su tutti i lati in una padella ben oliata.

8. servire con una manciata di rucola.

Ricetta #49: Arrosto di pollo Cajun

Ingredienti:

- 4 petti di pollo piccolo (.5lb)

- 2 cucchiai condimento di cajun

- 1/2 cucchiaino pepe di Caienna

- 2 tazze di panna

- 3 cucchiai di burro

- Sale e pepe q.b.

Alla seguente procedura:

1. battere il petto di pollo e condire con 2 cucchiai di condimento cajun.

2. riscaldare l'olio d'oliva e aggiungete il pollo nella padella e coperchio. Cuocere ogni lato per circa 5-7 minuti. Lasciate riposare per circa 10 minuti.

3. tempo per preparare la salsa. Scaldare la panna, sale aglio, burro, un altro condimento di cajun 1 cucchiaino e 1/2 cucchiaino di pepe di Caienna sopra il calore medio. Si può anche aggiungere un pizzico di paprika per calore supplementare.

4. tagliare il pollo a fette, diagonalmente e posto su un piatto. Versarvi sopra la salsa cremosa.

5. potete servire questo con spaghetti squash

Ricetta #50: Cosce di pollo libanese Garlicky

Ingredienti:

- 2 cucchiai ghee o lardo

- 4 cosce di pollo

- Aglio olio d'oliva

- Origano.

- Una manciata di carotine

- Una cipolla bianca media

- 2 pomodori Roma

- 10 spicchi d'aglio interi

- Succo di 1 limone grande

- Sale e pepe q.b.

Alla seguente procedura:

1. Preriscaldare il forno a 500 gradi.

2. il fondo di una padella con circa due cucchiaini di aglio olio d'oliva della glassa. Aggiungere le cosce di pollo. È possibile anche aggiungere il vostro cipolle, carote, pomodori e guanti di aglio tra le cosce. Posizionare almeno due spicchi di aglio sopra le cosce.

3. versare il succo di limone sopra le coscie e condire con altro aglio olio.

4. Irrorare il ghee o lardo sopra il pollo. Cospargere di origano e aggiungere sale e pepe a piacere.

10:05 minuti, ponete il recipiente in forno a cuocere per altri 30 minuti.

6. crisp fino ponendoli nel grill per 5 minuti. Buon divertimento!

Ricetta #51: Zuppa di Broccoli formaggio

Ingredienti::

• 1/2 bianco cipolla

• cucchiai di burro

• 1 tazza di brodo

- 1 tazza di panna

- 12 once broccoli

- 8 once cheddar

- 1/4 cucchiaino di xantano

- sale, pepe

- 1/2 cucchiaino di paprika

Istruzioni:

1. iniziare il riscaldamento una grande pentola con un cucchiaio di burro. Soffriggere la cipolla e l'aglio per 5 minuti. Versare la panna e il brodo di vostra scelta (carne di manzo o pollo preferito). Aggiungere un'altra tazza di acqua. Stagione questa miscela con paprica, sale e pepe.

2. aggiungere il tuo cimette di broccoli al composto e lasciate sobbollire per ridurre la salsa per circa 25 minuti.

3. dopo 25 minuti di quando i broccoli noi cotti, aggiungere circa 8 once di formaggio cheddar. Mescolate continuamente per far fondere il formaggio.

4. una volta che il formaggio è completamente sciolto, spegnere il fuoco. Posizionare l'intero contenuto di un frullatore e distanza di impulso. Si può utilizzare un frullatore portatile pure. Con la miscela aggiungere about1/4 cucchiaino di xantano. Anche questo renderà la zuppa più spessa.

5. servire con altro formaggio sulla parte superiore.

Ricetta #52: Zuppa di aragosta

Ingredienti:

• blocchi di aragosta 24 oz

• 4 spicchi d'aglio

• 1 tazza di panna

• 1/2 cipolla rossa

• brodo di pesce 1-quart

• 2 carote

• ½ tazza di prezzemolo.

• 4 gambi di sedano

• 1/2 tazza iperproteico-concentrato di pomodoro

- 2 tazze bianco vino

- 1 cucchiaio olio d'oliva (non extra vergine)

- 1 oz brandy

- 3 foglie di alloro

- 1 cucchiaio di sale

- 1 cucchiaino di timo

- 1 cucchiaino pepe in grani

- 1 cucchiaino di paprika

- 1 cucchiaio fresco succo di limone

- Una manciata di prezzemolo tritato finemente

- 1 cucchiaino di timo

- 1 cucchiaino di xantano

Alla seguente procedura:

1. Tritare finemente le verdure (aglio, cipolla, sedano e carote). Cuocere la cipolla in olio d'oliva in una pentola di zuppa. Aggiungere l'aglio per circa 5 minuti. Sfumare la pentola con il vino bianco. Aggiungere le carote e il sedano.

2. aggiungere il brandy, concentrato di pomodoro e il brodo. Mescolare bene. È ora possibile aggiungere le erbe e le spezie. Lasciate questa zuppa cuocere per un'ora. Una volta che la zuppa è cotta, togliere le foglie di alloro.

3. aggiungere la panna e lasciar cuocere ancora. Si può addensare la minestra aggiungendo un cucchiaino di xantham gum. Continuare a mescolare la zuppa.

4. utilizzando un frullatore portatile, impulso la zuppa fino a quando tutte le verdure diventano cremose consistenza.

5. cuocere il vostro aragosta sautéing pezzi di esso nel burro.

6. Posizionare il bisque nella vostra ciotola e aggiungere i pezzi di aragosta al burro.

7. aggiungere il succo di limone, erba cipollina e prezzemolo sulla parte superiore.

Capitolo 20: Sei dolce e irresistibile chetogenica dolci

Ricetta #53: Fragole farcite con Cheesecakes

Ingredienti::

- 10 piccole fragole

- 3 oz crema di formaggio

- 1/4 tazza di mandorle farina

- 2 cucchiai zucchero-libero sciroppo di vaniglia

Alla seguente procedura:

1. versare la farina di mandorle su un piatto. Riscaldare la crema di formaggio 3 once utilizzando il forno a microonde per solo 15 secondi.

2. aggiungere lo sciroppo al mix.

3. utilizzando una pipetta, scoop fuori la miscela e roba le fragole.

4. riscaldare la crema di formaggio nel microonde per 15 secondi. Rotolare le fragole sulla farina di mandorle.

5. mettere in frigorifero per un'ora. Servire.

Ricetta n. 54: burro di arachidi e gelatina tartufi

Ingredienti:

• 1/2 tazza lamponi

• tazza burro di arachide

• tazze di panna

Alla seguente procedura:

1. impostare una teglia e mettere 30 fodere cupcake mini. Spruzzare con olio di cocco.

2. mescolare il burro di arachidi e la panna insieme. Aggiungere la purea di lamponi al mix.

3. utilizzando una pipetta, spremere la miscela fuori e metterli nelle fodere cupcake. Non riempirli completamente. Lasciare circa 2cm di spazio.

4. aggiungere tritati lamponi sulla parte superiore. Congelare per un'ora o durante la notte. Buon divertimento!

Ricetta #55: Salvia e insalata di frutta di bacca in Mascarpone e condimento di baccello di vaniglia

Ingredienti:

- 1 tazza di frutti di bosco

- 1 cucchiaio mascarpone

- Tritato foglia di salvia

- 1/2 baccello di vaniglia

- 1/2 cucchiai di panna

Alla seguente procedura:

1. mettere tutte le bacche in un singolo arco. Aggiungere il trito di salvia.

2. in un altro contenitore, mescolare la panna, la polpa di un baccello di vaniglia e il mascarpone. Forno a microonde la miscela per

10 secondi. Versare sopra le bacche. Buon divertimento!

Ricetta #56 Keto Choco Fudge Brownies

Ingredienti::

Cioccolato di • 5oz Baker

• 1/2 tazza olio di cocco biologico

• 2 cucchiai ghee o lardo

• 1 tazza di mandorle farina

• 1 uovo di medie dimensioni, battuto

• 1 cucchiaio burro di arachidi

• 1 tazza senza zucchero acero o sciroppo di vaniglia

Alla seguente procedura:

1. Preriscaldare il forno a 375F. Sciogliere il cioccolato in una doppia griglia e aggiungere il burro chiarificato, burro di arachidi e l'olio di cocco nella miscela.

2. una volta che il cioccolato si è sciolto completamente, portarlo nostra della doppia griglia e aggiungere i restanti ingredienti:. Lentamente piegare in.

3. versare il composto in un teglia foderata con carta forno di vetro.

4. cuocere in forno per 25 minuti. Togliere dal forno e lasciarlo raffreddare per 10 minuti.

5. tagliare in quadrati di dimensioni morso. Conservare in frigorifero per almeno 1 ora prima di servire.

Ricetta n. 57: Bevanda al cioccolato chetogenica calda

Ingredienti:

• 1 cucchiaio Dagoba organici 73% Cacao Chocodrops

• 1 tazza senza zuccherato latte di cocco mandorla

• 1/2 cucchiaino Olio di cocco

• 1 cucchiaio di panna

1. riscaldare il latte di cocco mandorla sopra il calore medio. Fino a quando non sarà completamente sciolto, aggiungere le gocce di cioccolato.

2. versare l'olio di cocco.

3. trasferire in una tazza.

4. top con crema pesante prima di servire.

5. aggiungere l'olio di cocco o burro di karitè

6. versare in una tazza e top con panna.

7. mescolare e godere!

Ricetta n. 58: Keto burro-Choco Fudge Square
Ingredienti::
quadrati di cioccolato non zuccherati • 3oz
Baker
• 2 cucchiai ghee
• 2 cucchiai di burro
• 2 cucchiai di olio di cocco
• 1/3 di tazza senza zucchero sciroppo d'acero
• 1/3 di tazza burro di arachidi bio

• 1 cucchiaio zucchero-libero sciroppo di vaniglia

Alla seguente procedura:

1. far sciogliere tutti gli ingredienti: in una doppia griglia. Trasferire in una teglia foderata con carta da forno.

2. conservare in frigorifero durante la notte. Tagliare in piccoli quadrati.

3. servire e gustare!

Capitolo 21: conclusione

Auspico che ero in grado di trasmettere un messaggio molto importante sulla salute e il benessere attraverso il concetto e l'applicazione della dieta Ketogenic.

Ricordate che prendersi cura di sé attraverso il corretto controllo del peso e la dieta è fondamentale per il raggiungimento di qualità vita.

Grazie ancora, e spero che vi sia piaciuto questo libro e tutti gli altri libri di questa serie come molto mi sono divertito a scriverlo.

Viva la vita buona e sana!

Arnold Yates

ARNOLD YATES

1-Bodybuilding: Come facilmente costruire muscoli e mantenere permanentemente massa: 10 X i risultati e costruire il fisico che si desidera.

2-esercizi a corpo libero: completa guida per esercizio corporeo, costruire il tuo corpo da sogno in 30 minuti

3- Atkins dieta - perdere peso e sentirsi grande con consigli e ricette.

4- soluzioni alta pressione sanguigna: 40-super cibi che naturalmente si abbassano la pressione sanguigna

Solo per dire "Grazie" per l'acquisto di questo libro

Voglio darti "6 principi di 6 pack abs" valori di $19,99.

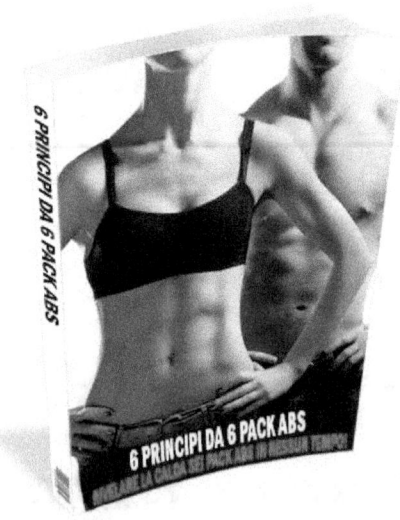

CLICCA QUI